新しん健康体操

健康寿命がのびる体づくり

「近代医学・リハビリテーション」に
「ヨガ」「ジムナスティック」をとり入れて

はじめに

近代医学の中で発展してきた整形外科学、リハビリテーション医学は、科学的・実証的な論理に基づき、麻痺《まひ》や外傷による障害に対し、機能回復、社会復帰に大きな成果を上げ、一時代を築きました。

しかし、超高齢社会が進行するなか、脚・腰が衰え、歩行や立ち座り、移動が難しくなるロコモティブ・シンドローム（運動器症候群）や認知障害などが急増し、新たな対応を求められることになりました。

新しん健康体操は、整形外科学、リハビリテーション医学に、5000年の歴史を持つとされるインドのヨガ、起源は古代ギリシャのギュムナシオンにまでさかのぼるジムナスティックを取り入れ、現代社会が抱える健康問題ロコモティブ・シンドロームム等に対処しようとするものです。

ヨガは、道具や器具を一切使わず、自分の意志で最大限に体を屈曲・伸展・捻転し、また精神を統一して、その体位を一定時間保ちます。ヨガの瞑想《めいそう》は、禅における無の境地に通じるものと思います。

さらに、笑いも新しん健康体操に取り入れました。これは、笑いの心身に対する効果が近年立証されているからです。

ジムナスティックにおいては、ゆっくりと長く息を吐きながら筋肉を弛緩《しかん》させてストレッチをする手法や、短く強く息を吐いて筋肉を収縮させ、筋肉を強化するとともに、関節を動かして可動域の拡大を図る方法を採用しました。

新しん健康体操は、脚・腰が衰え、自立した生活が困難になるロコモティブ・シンドロームの予防・改善を主題とし、加齢に伴う骨格筋量減少（サルコペニア Sarcopenia）を食い止め、可能な限り、骨格筋量の改善を目指します。そしてさらに、運動の過程での精神統一や笑いの効果を、精神の活性化や認知症の予防・改善にもつなげたいと考えます。

また、近代医学、整形外科学、リハビリテーション医学が科学的・物理的な見地から個人への対応を重視するのに対し、ヨガやジムナスティックは、集団で体操や運動を行うグループワークです。インストラクターと体操をする人とのコミュニケーションを重視し、体操をする人同士のコミュニケーション、さらにはコミュニティづくりをも促します。

この新しん健康体操が、超高齢社会におけるロコモティブ・シンドロームの予防・改善に効果を上げ、さらに精神の活性化、認知症の予防・改善とともに、健康的で楽しいコミュニティづくりの促進につながれば幸いです。

整形外科医、リハビリテーション医
医学博士　西山　剛史

新しん健康体操

もくじ

はじめに 3
まえがき 12

新しん健康体操の目標

新しん健康体操の目標 三本柱 22

新しん健康体操の実際

写真とＤＶＤの映像で詳しく解説します

一、準備体操を始めよう 24
二、猫背を予防・改善しよう 26
三、腹筋を強化し、腰椎の負担を軽減しよう 41
四、大腿四頭筋を強化し、膝関節の変形を予防・改善しよう 46

五、無の境地、瞑想　52
六、最後に大笑いをしよう　54

新しん健康体操の理論

一、準備体操の意義　58
二、猫背の害　59
三、腹筋の強化による腰椎の保護　63
四、大腿四頭筋を強化し、膝関節の変形を予防・改善する　71
五、ストレッチの効果　91
六、呼気を伴うストレッチ、筋トレ　92
七、精神の統一・集中と筋肉活動　94
八、無の境地、瞑想　99
九、水分補給　104
十、十分な休息　107
十一、笑いの効果　110
おわりに　115

まえがき

脚・腰が衰え、移動が困難になるロコモティブ・シンドロームが原因で、介護保険適用となる高齢者が急増しています。

厚生労働省が発表した平成28年（２０１６年）のデータに基づき作成した次の円グラフのうち、高齢による衰弱16・２％をはじめ、不詳、わからない、その他のほとんどは、起立・歩行が困難となり、支援を要したと考えられます。

支援が必要となった原因の大半がロコモティブ・シンドロームと判断されます。

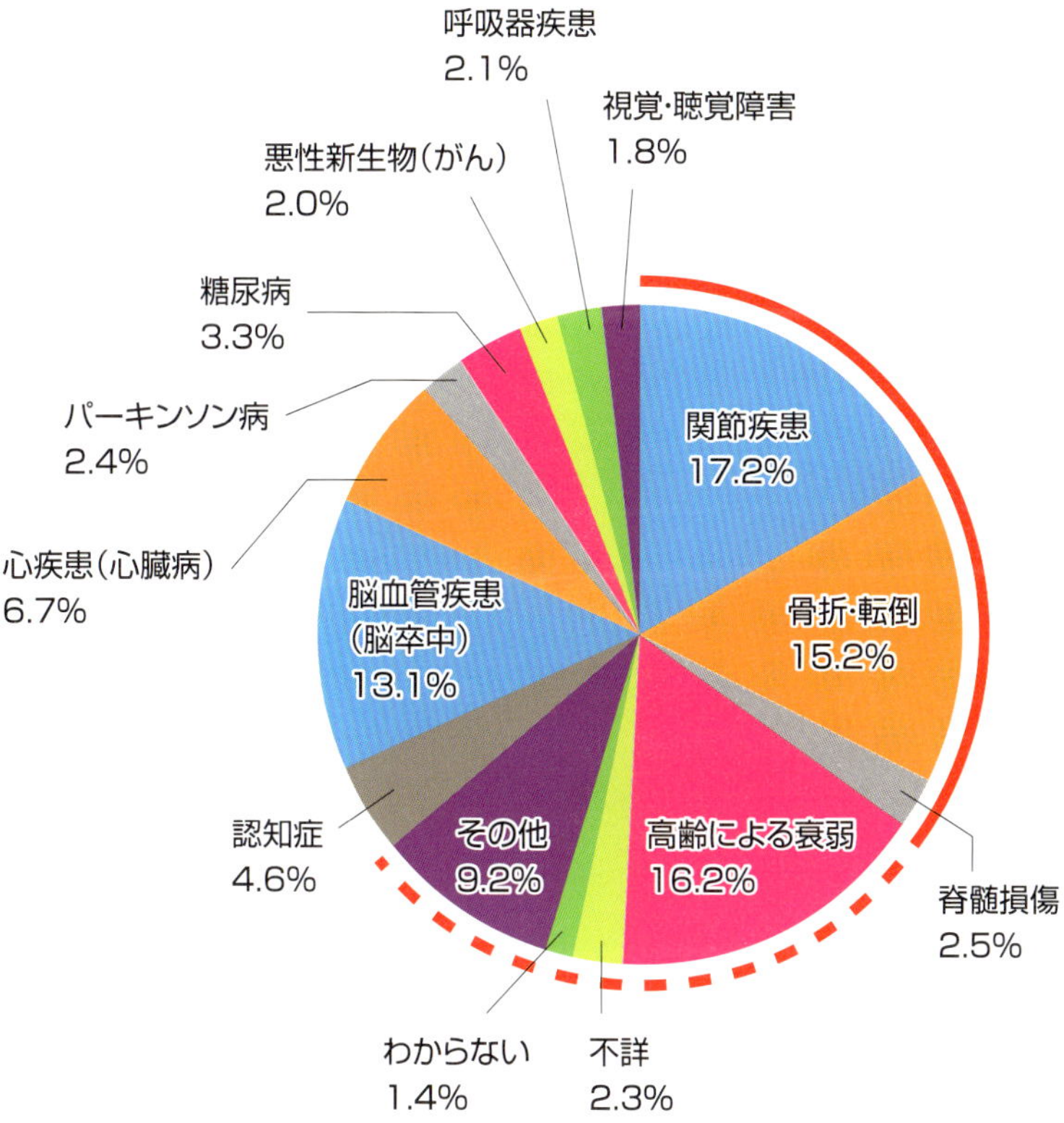

要介護度別にみた介護が必要となった
主な原因の構成割合（要支援者）

出典：厚生労働省　平成28年国民生活基礎調査

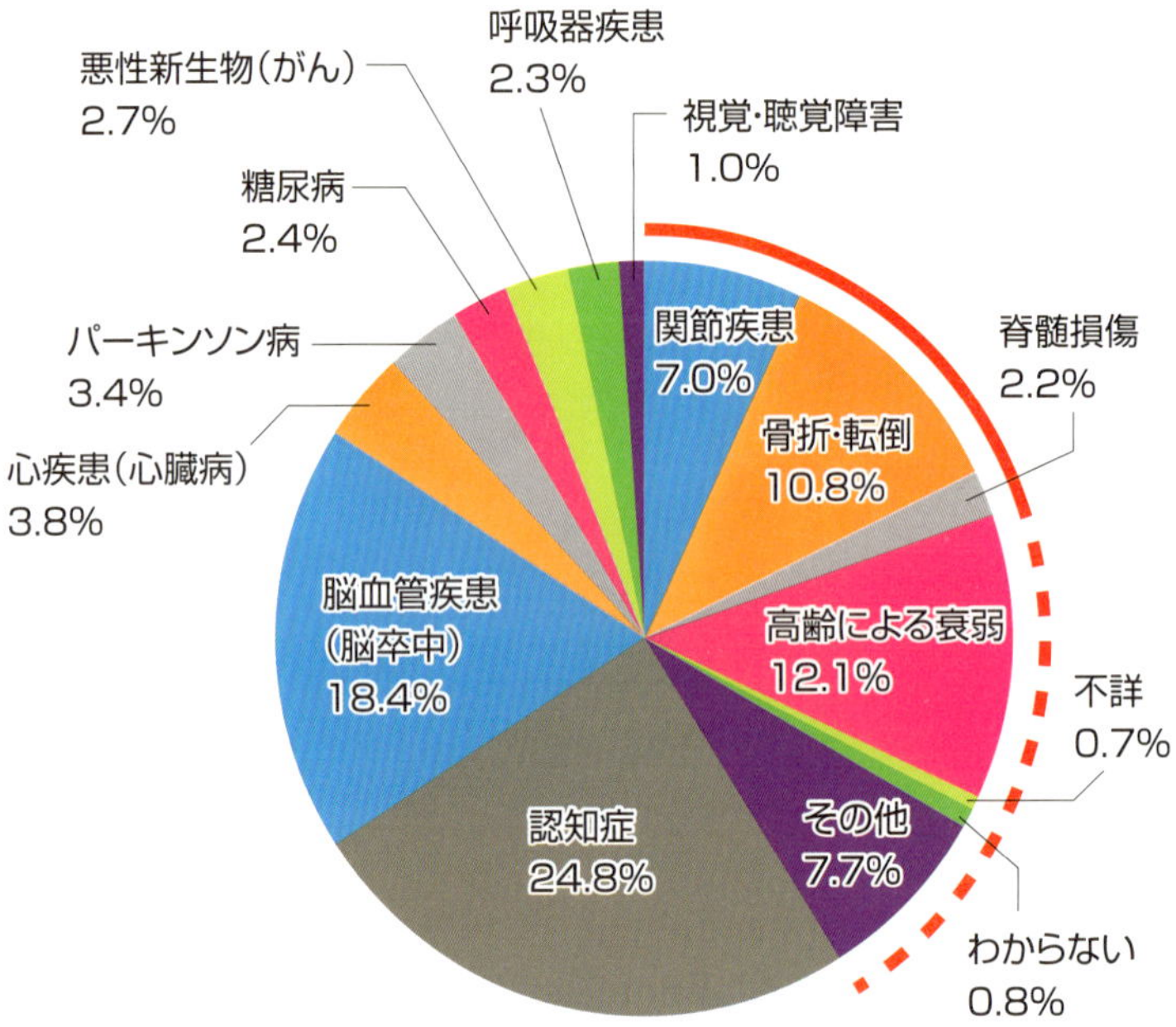

要介護度別にみた介護が必要となった
主な原因の構成割合（要介護者）

出典：厚生労働省　平成28年国民生活基礎調査

右の円グラフのうち、高齢による衰弱12・1％をはじめ、不詳、わからない、その他のほとんどは、起立・歩行が困難となり、介護を要したと考えられます。

介護が必要となった原因の大半がロコモティブ・シンドロームと判断されます。

支援1・2で介護保険適用と認定された高齢者の大半は、脚・腰が衰え、移動が困難となるロコモティブ・シンドローム（運動器症候群）が原因となっています。

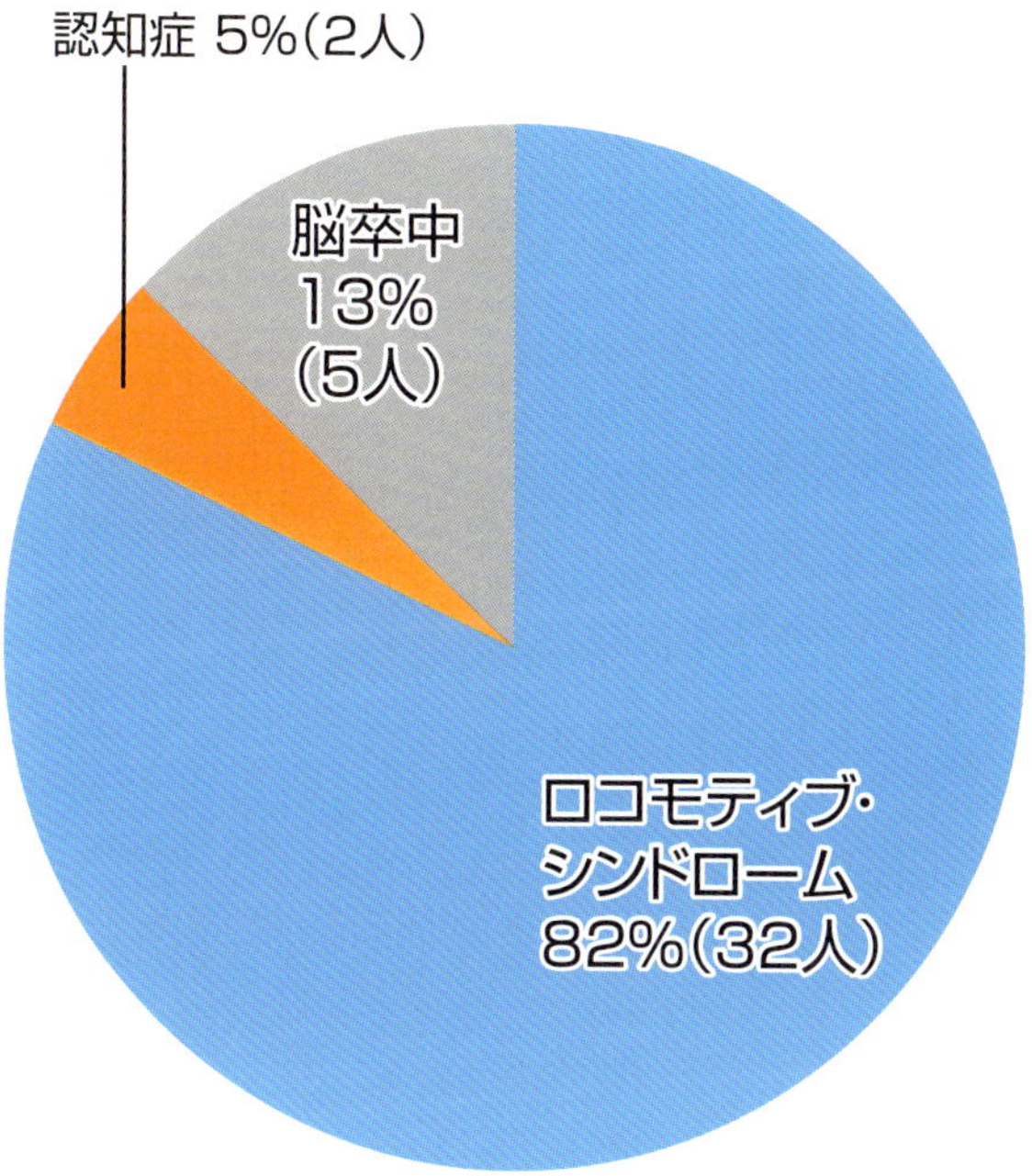

通所リハビリテーション内・
要支援者の認定原因

介護老人保健施設ニューエルダーセンター
(岡山県倉敷市) 2017年4月のデータより

さらに、このロコモティブ・シンドロームが原因で、要介護認定を受けているデイケア通所者の数も急増しています。

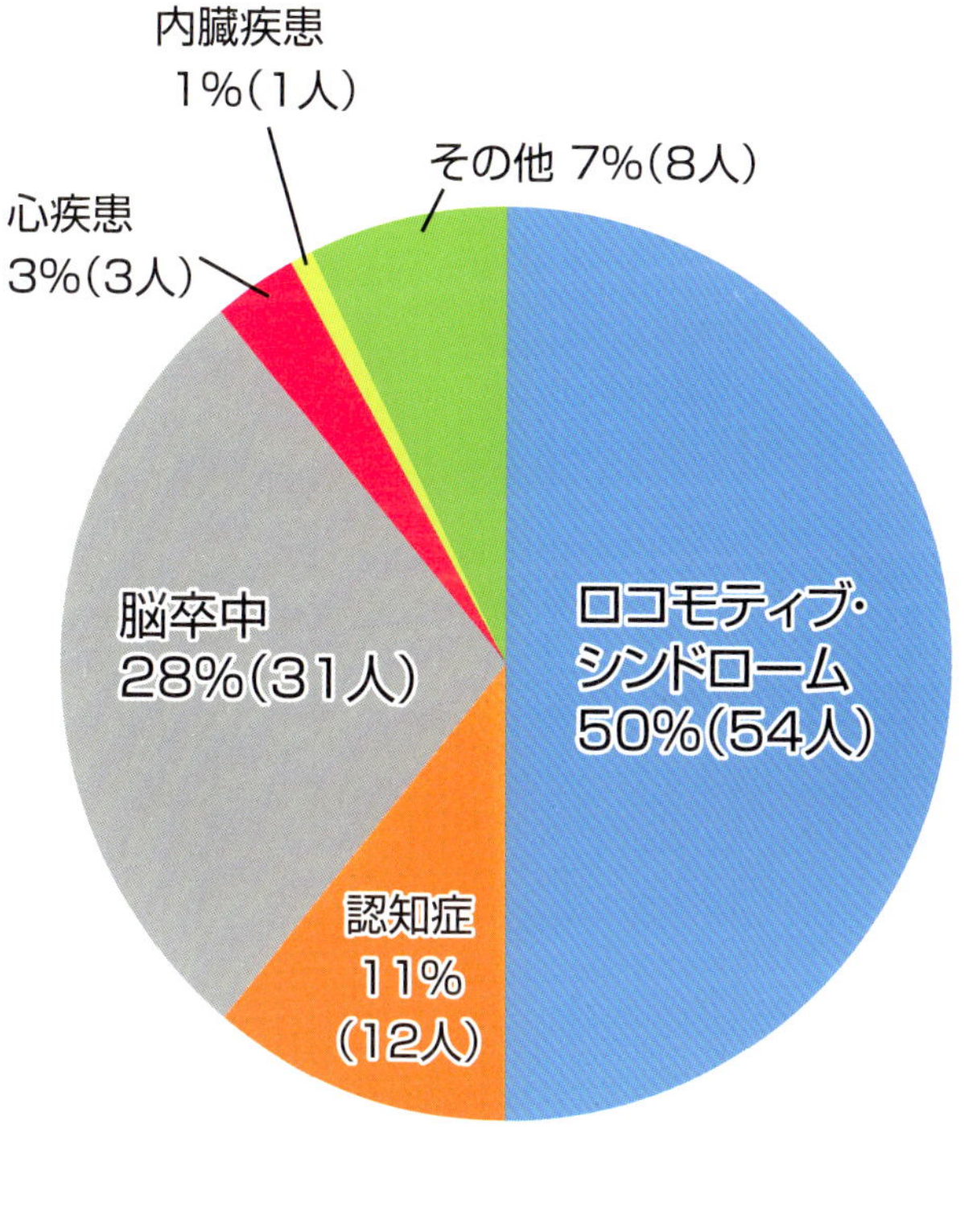

通所リハビリテーション内・
要介護者の認定原因

介護老人保健施設ニューエルダーセンター
（岡山県倉敷市）2017年4月のデータより

要支援・要介護認定の主原因であるロコモティブ・シンドロームを予防・改善していくことこそが、超高齢社会において健康寿命を延ばし、介護予防につながると考え、合理的に脚・腰を鍛えることを目指します。

新しん健康体操の目標

ロコモティブ・シンドロームを予防・改善するため、合理的に脚・腰を鍛えることを目指し、次の三つを新しん健康体操の目標の三本柱とします。

新しん健康体操の目標　三本柱

一、猫背の予防・改善

二、腹筋力の強化による腰椎の負担軽減

三、大腿《だいたい》四《し》頭筋《とうきん》の強化による変形性膝関節症の予防・改善

新しん健康体操の実際

写真とＤＶＤの映像で詳しく解説します

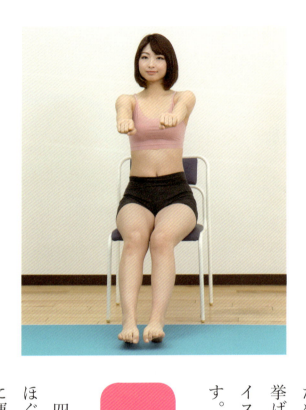

運動時の安全を確保するため、つま先立ち・かかと挙げ訓練、腹筋運動以外は、イスに座って座位で行います。

一、準備体操を始めよう

四肢の末端の関節筋肉をほぐし、脳・肺・心臓などに運動を始めるサインを送ります。

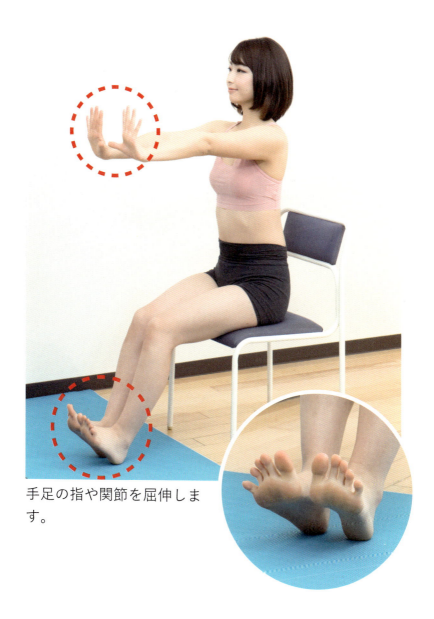

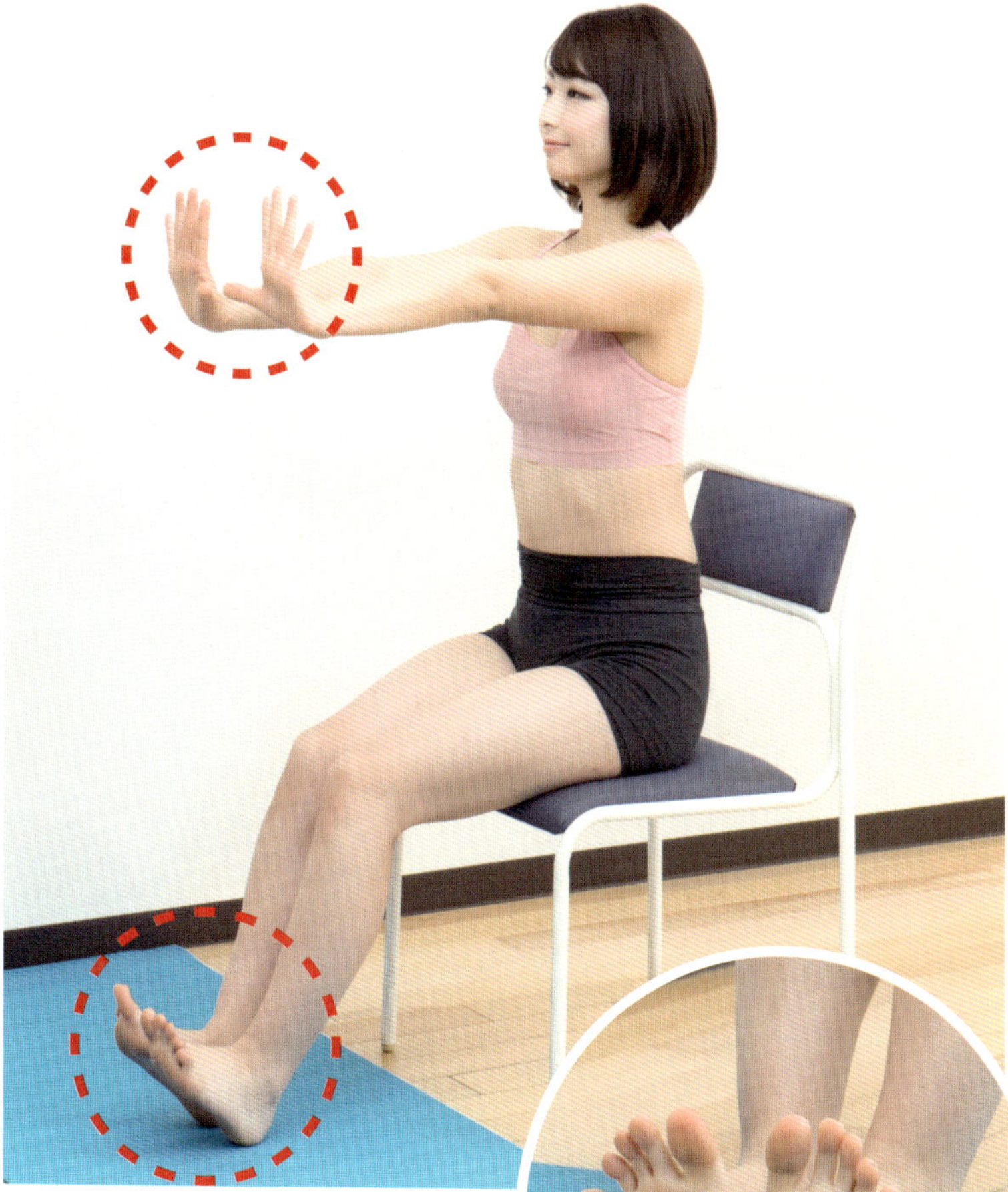

手足の指や関節を屈伸します。

二、猫背を予防・改善しよう

【実技①】

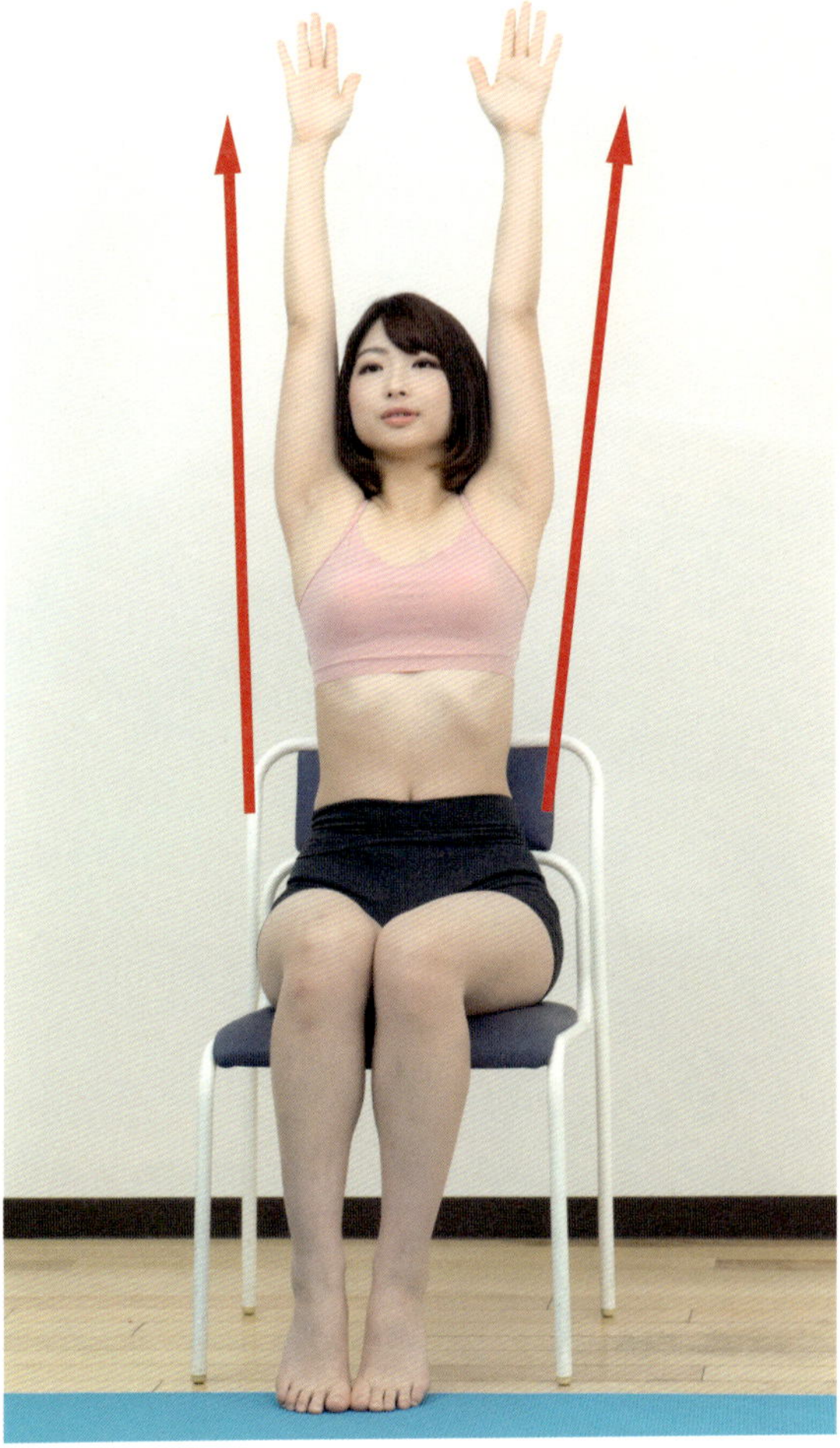

イスに座り、背もたれに腰を固定したままの姿勢で、大きく息を吐きながら、両腕・背筋を真っすぐ上に伸ばし、ストレッチをします。

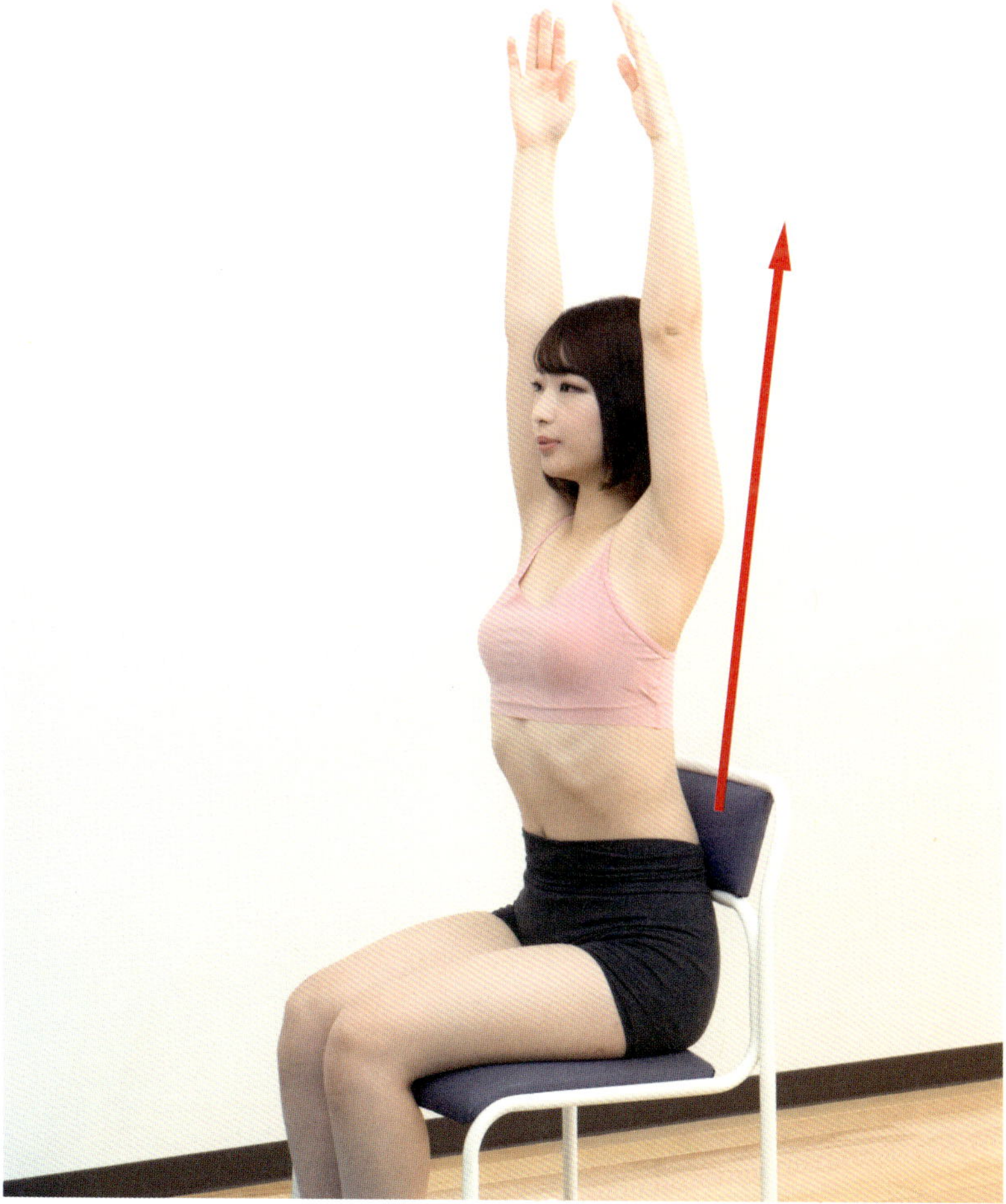

精神を統一・集中し、この姿勢を30秒から数分間、できるだけ長く保ちます。ストレッチしたままの姿勢を長くキープすることで、腕、肩、胸部の筋肉強化を目指します。両腕を下ろし、肩の力を抜いて、少し休みます。

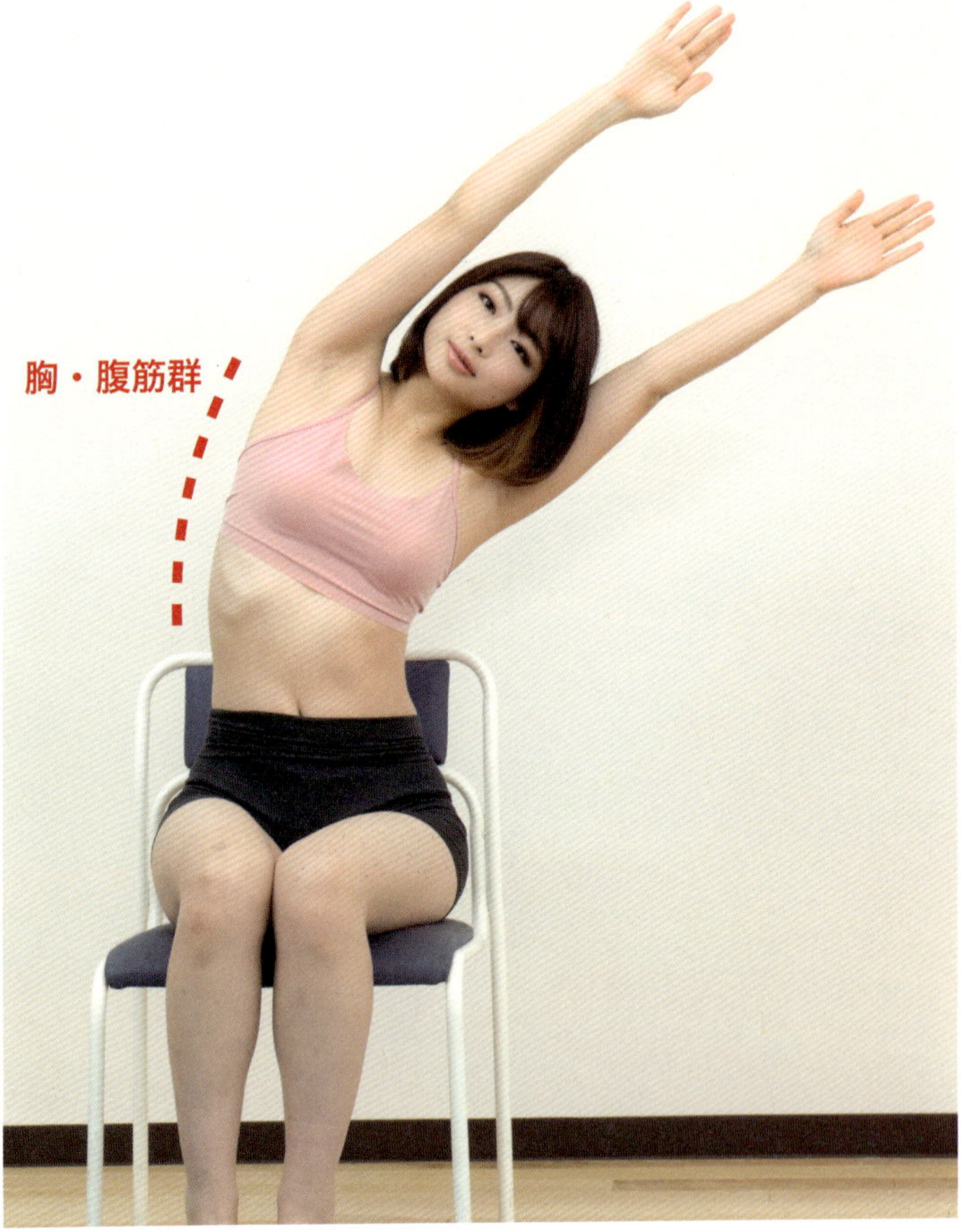

再び大きく息を吐きながら、両腕・背筋を真っすぐ上に伸ばします。呼吸を整えたら、ゆっくりと息を吐きながら、挙げた両腕と両側の胸・腹筋群を左右にストレッチします。

胸・腹筋群

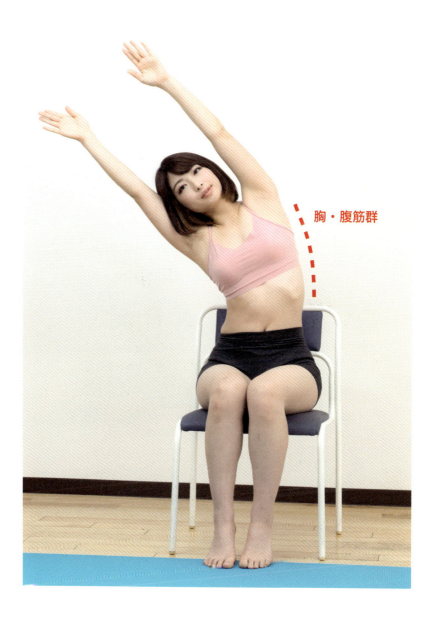

【実技③】

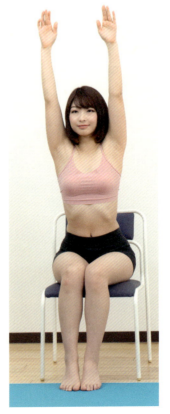

まず両腕を前方に伸ばし、大きく息を吐きながら、背中を丸めて両腕を前方にずらし、背部の筋肉をストレッチします。

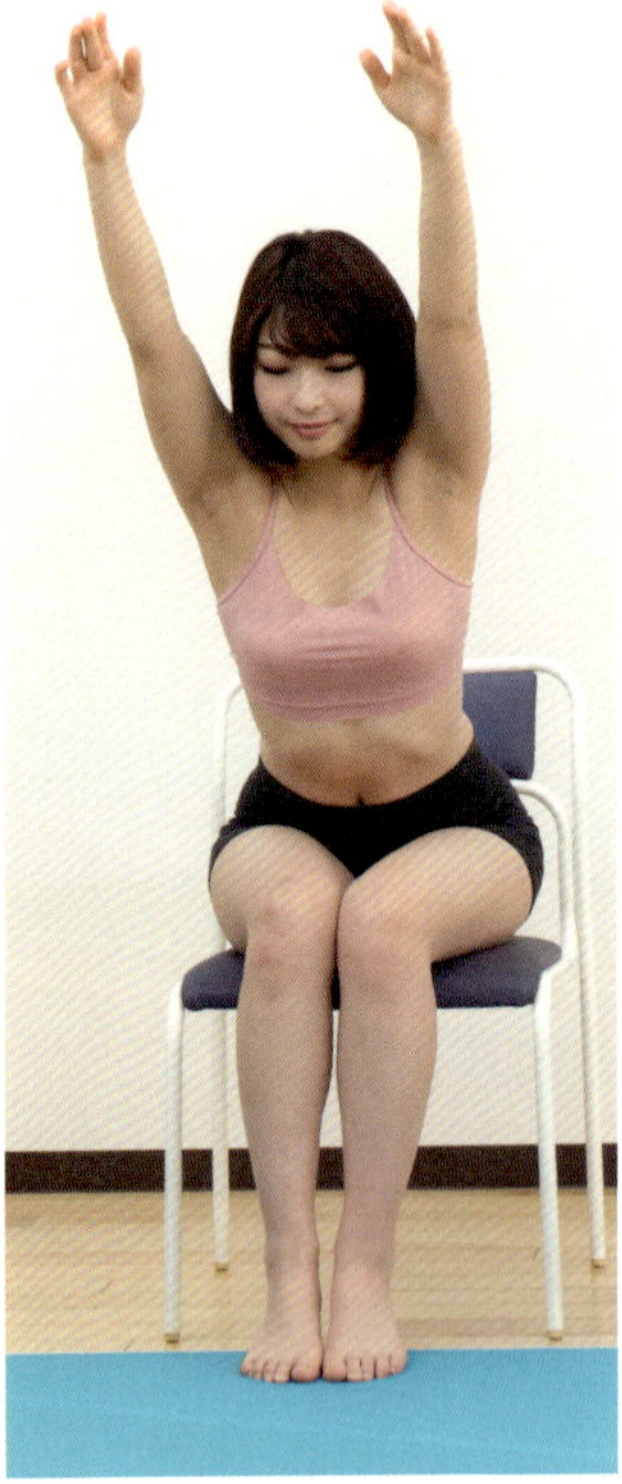

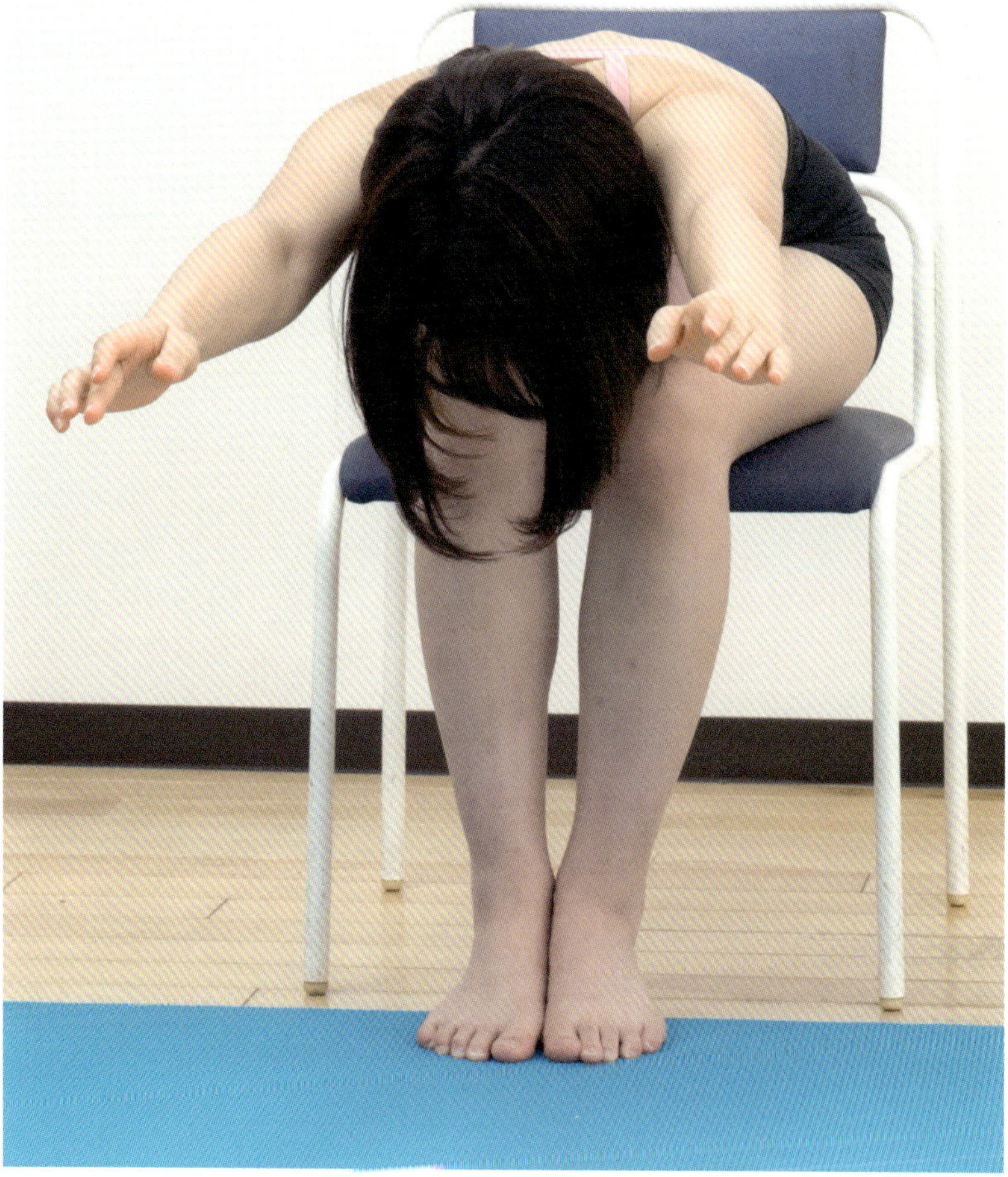

胸・腰部の筋肉をストレッチします。

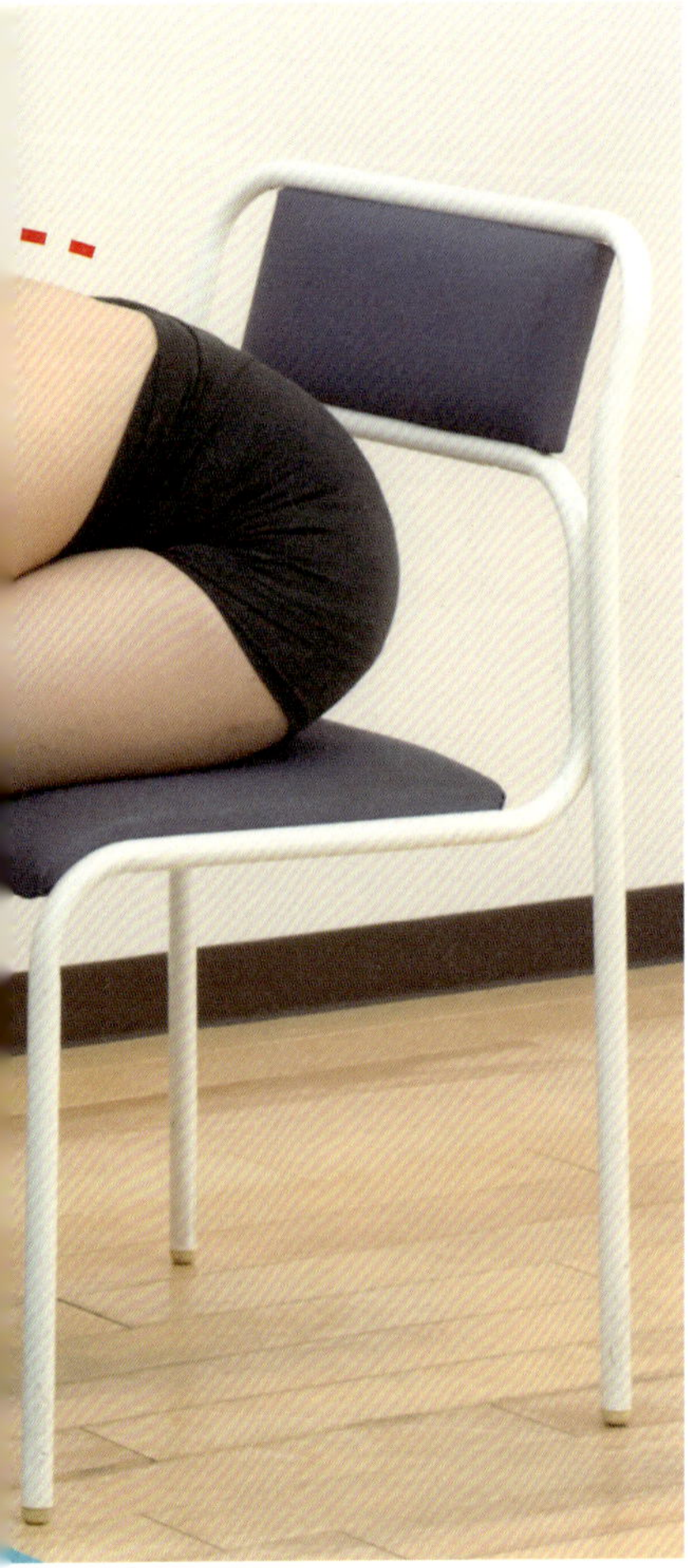

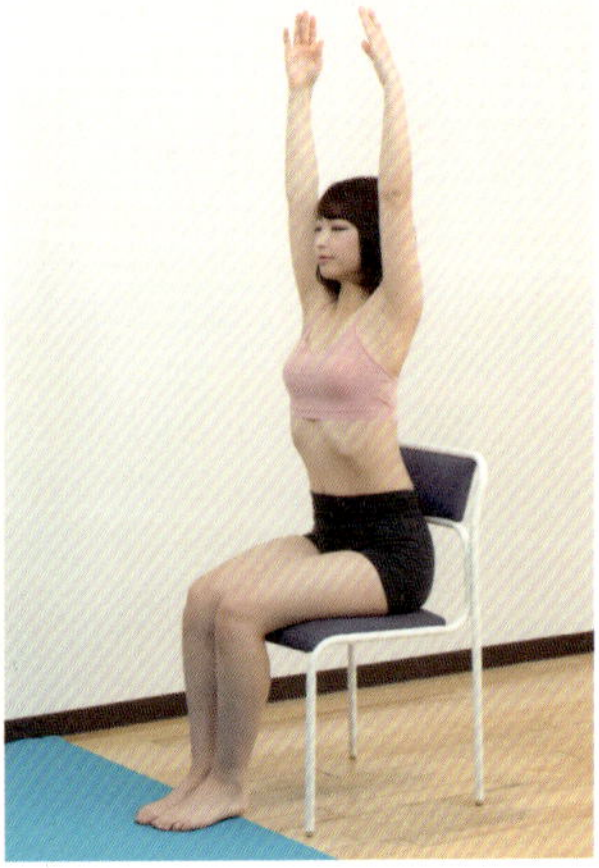

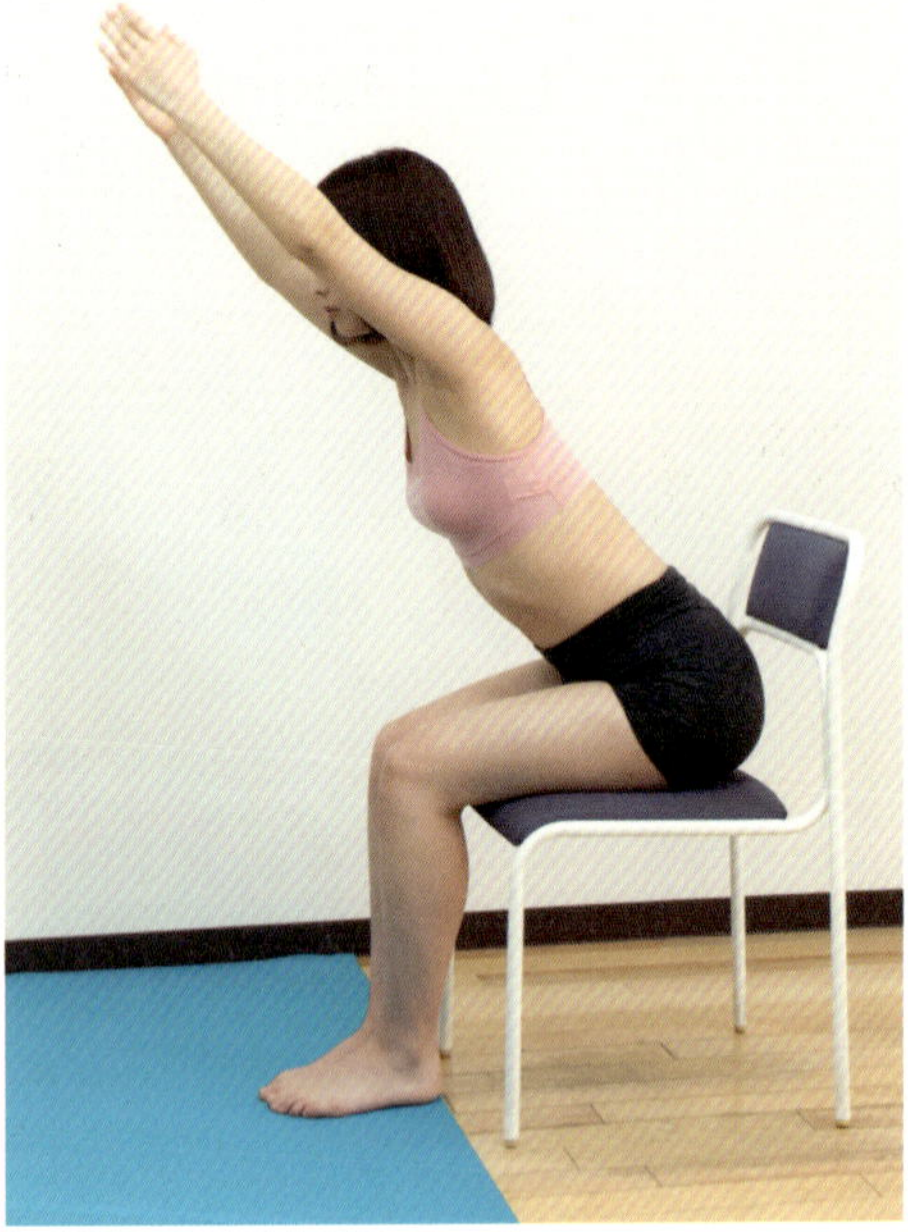

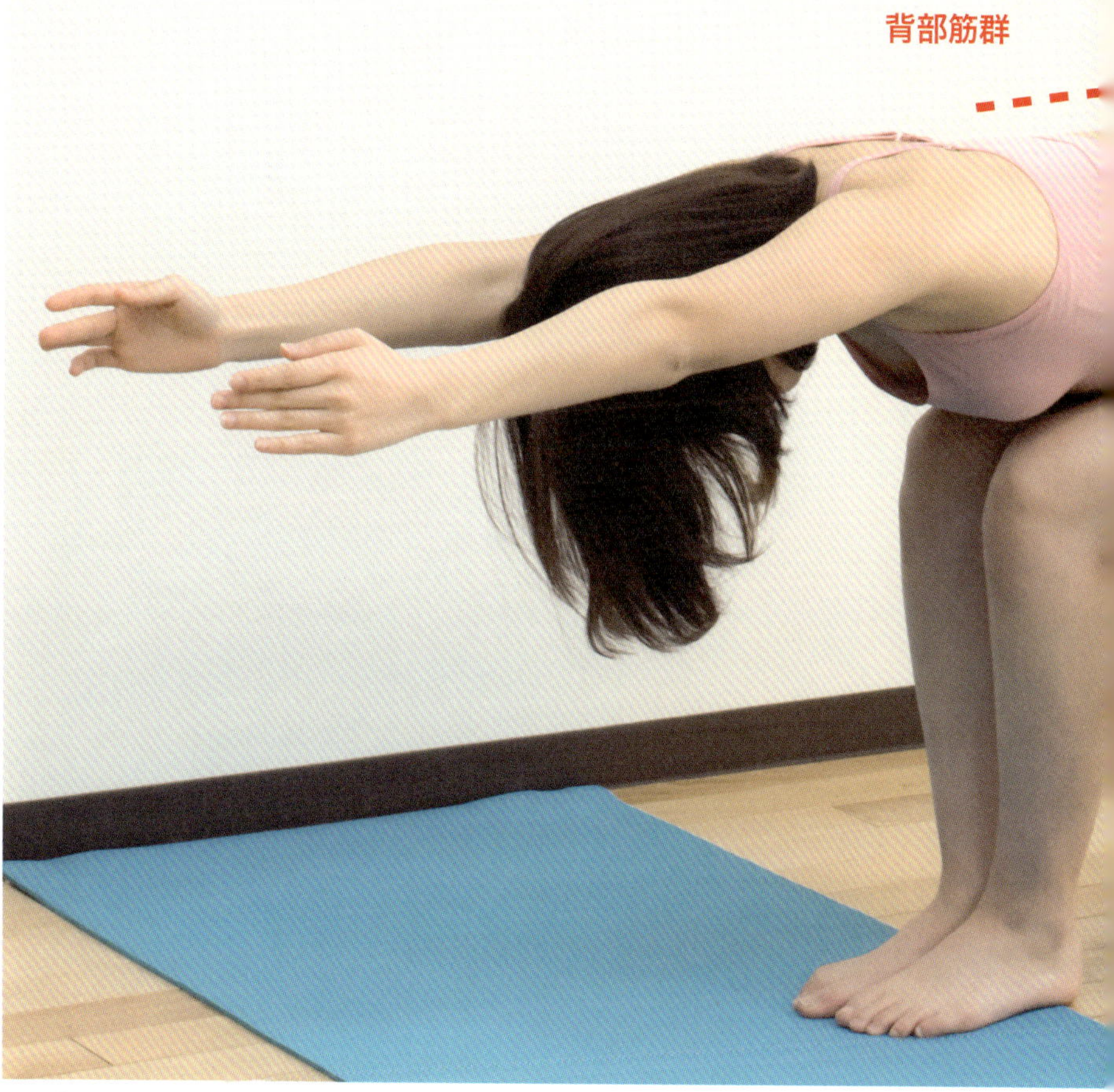

両腕を真上に挙げた姿勢から、大きく息を吐きながら、背中を丸めて両腕を前方にずらします。背筋をしっかりと伸ばし、背中の筋肉をストレッチします。この姿勢を約5秒間保ちます。

【実技④】

イスに座り、背もたれに腰を固定したままの姿勢で、両腕を真っすぐ上に挙げます。

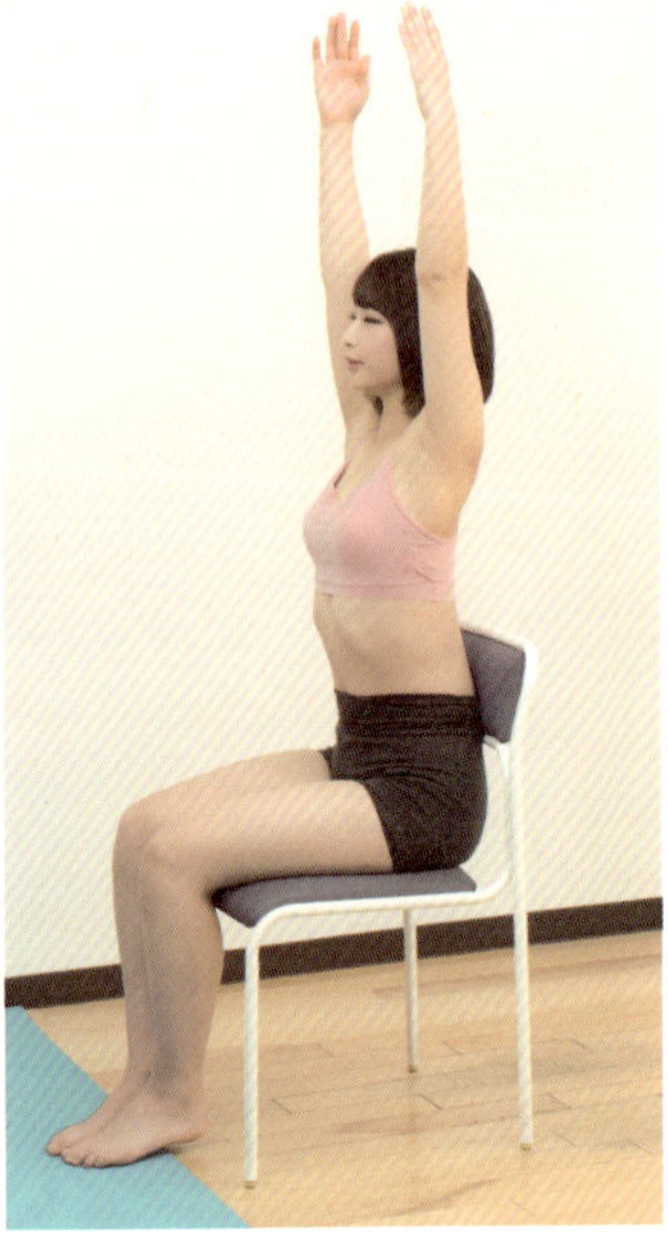

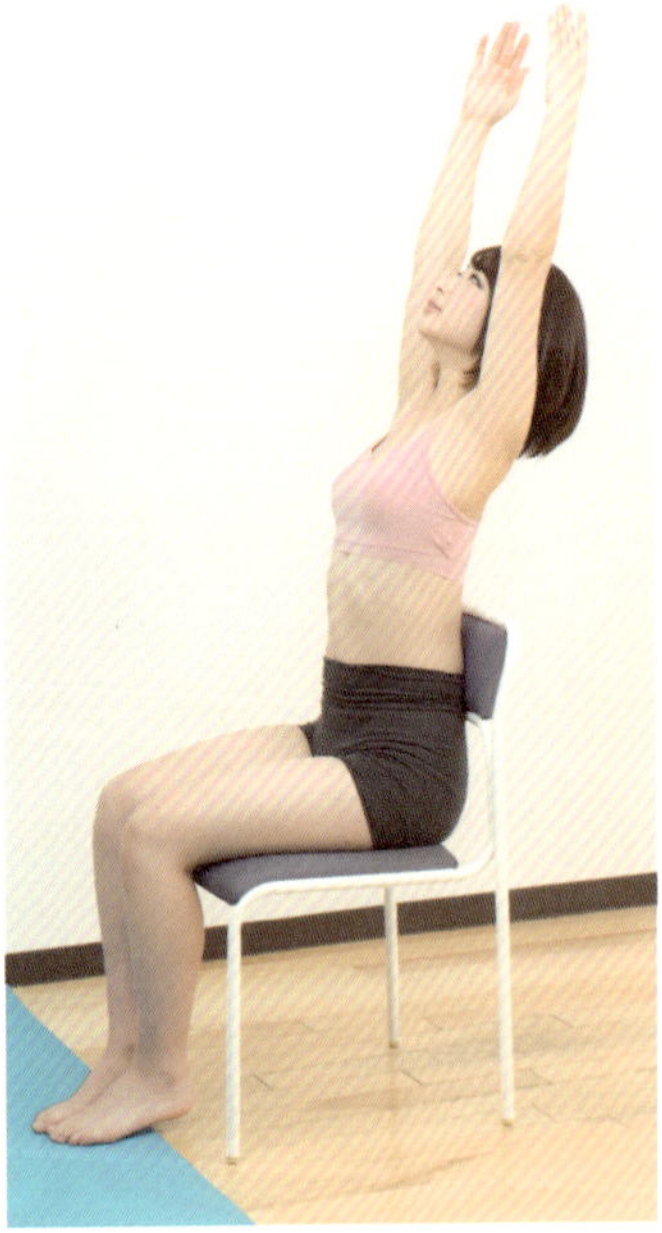

ゆっくりと長く息を吐きながら、腕と胸部の筋群をストレッチし、胸椎を後方に反らし、猫背を矯正します。

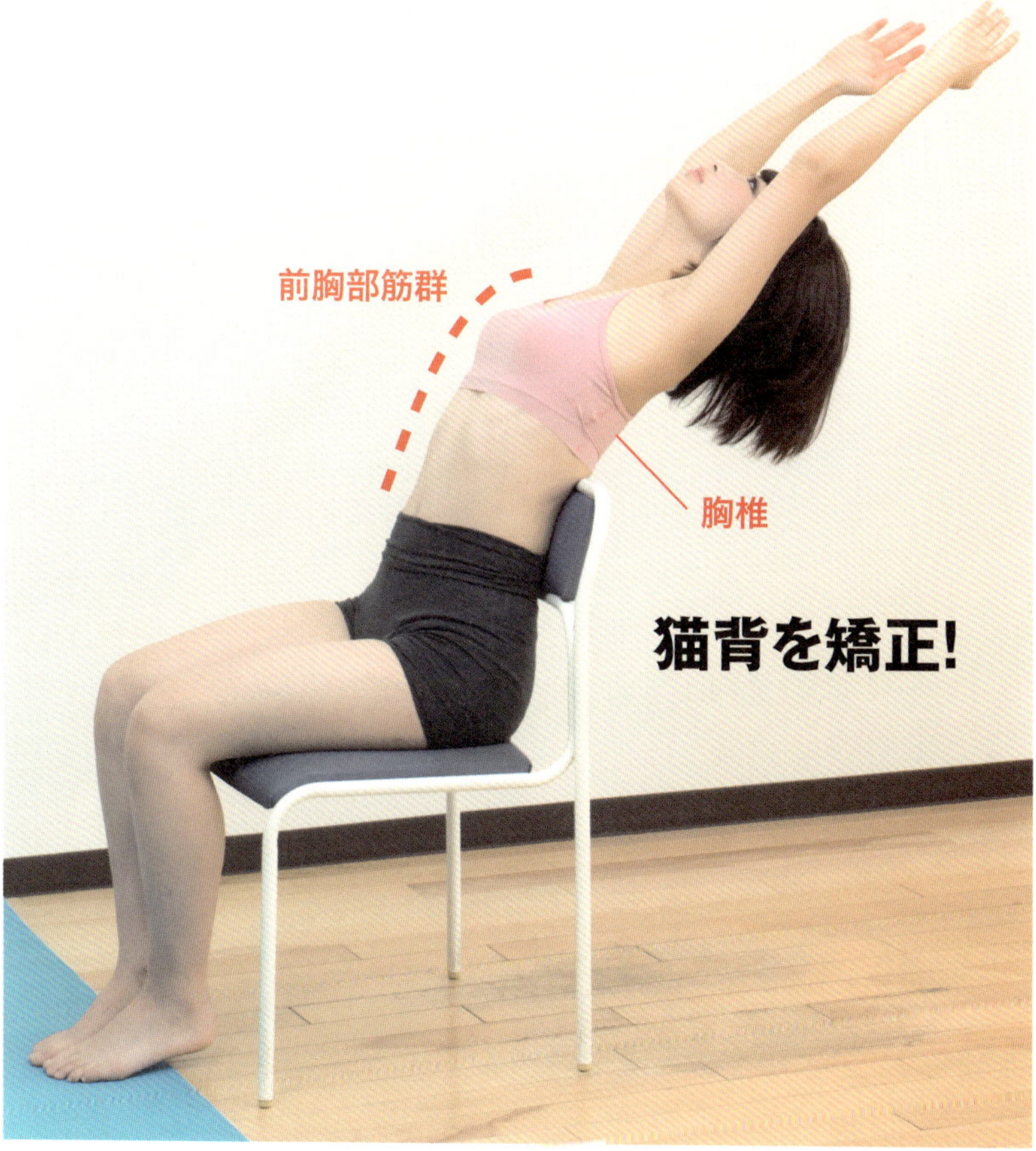

このままの姿勢を約５秒間保ちます。

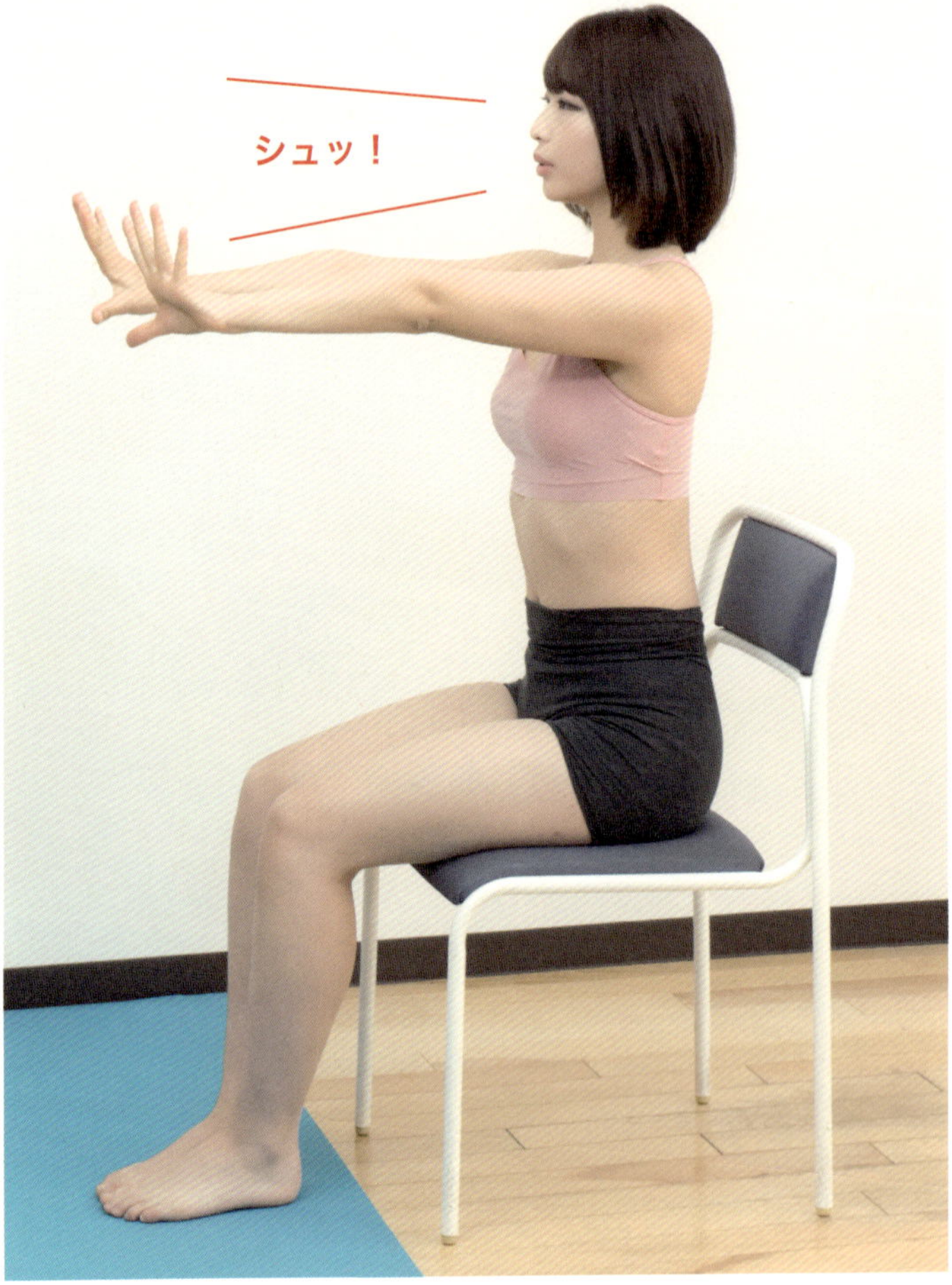

上肢伸筋群を強く収縮

短く強く速く息を吐きながら、肩、肘、手、指の関節を屈伸し、胸・背部筋群を強化します。

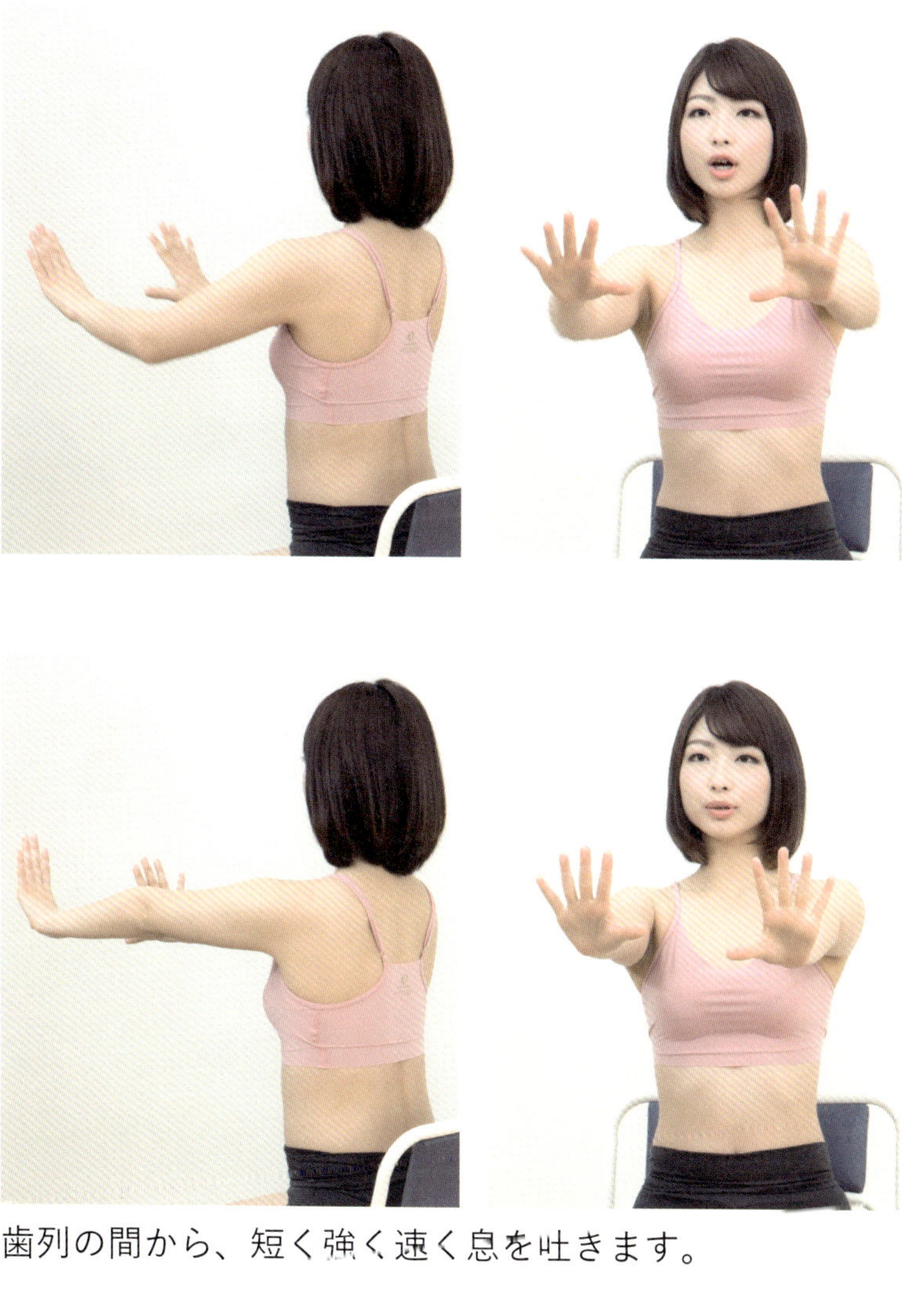

歯列の間から、短く強く速く息を吐きます。

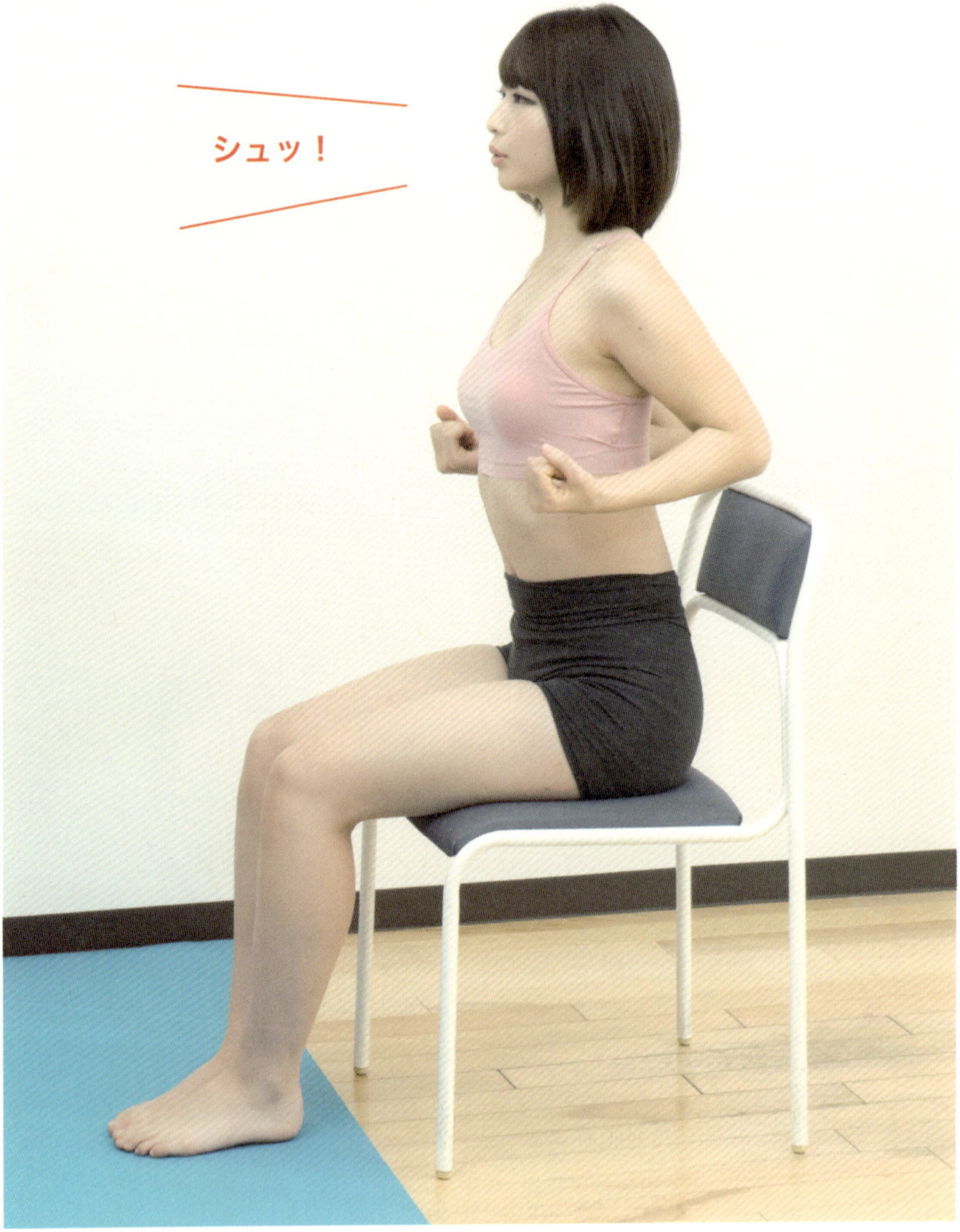

上肢屈筋群を強く収縮

胸・背部筋群を強化します。

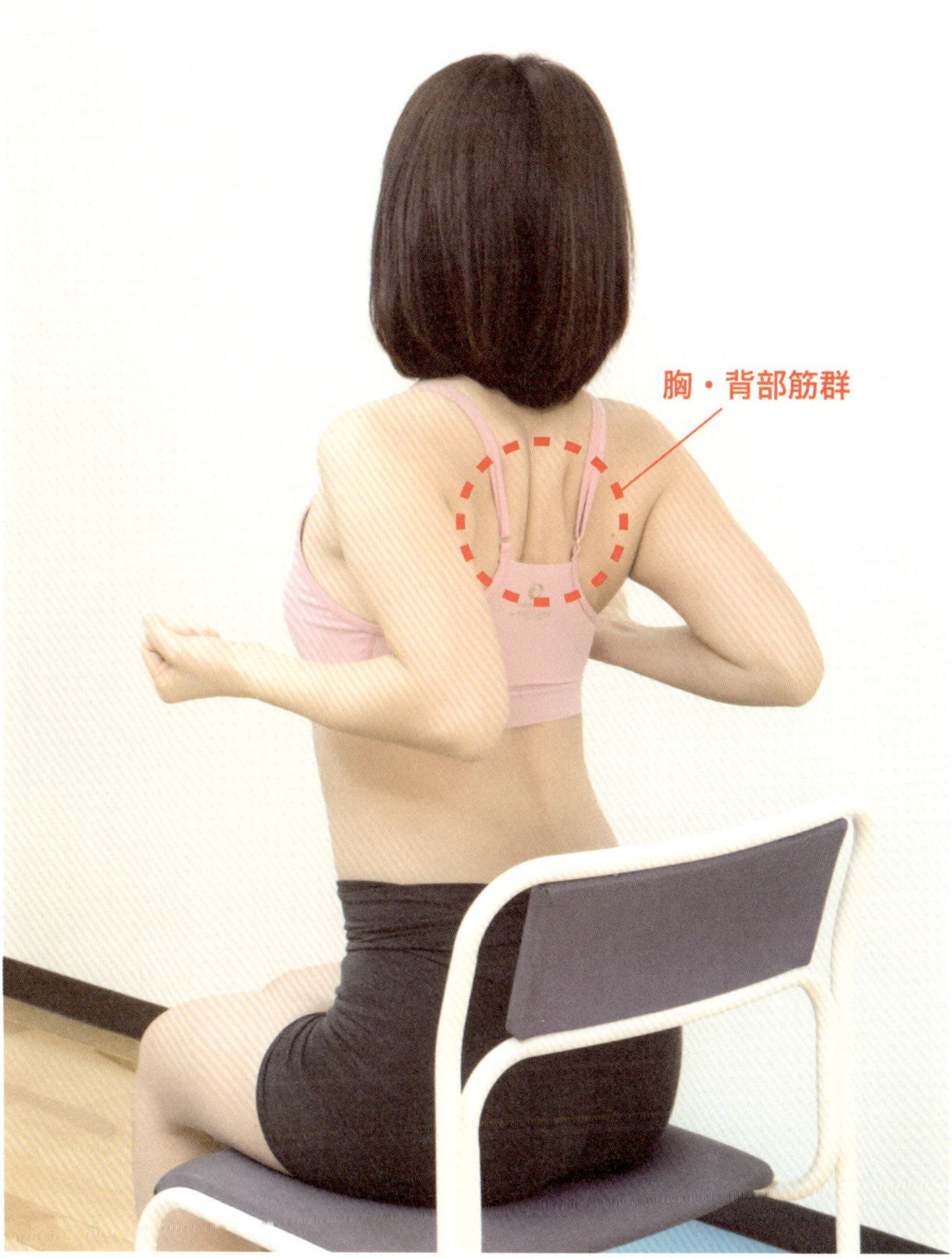

短く強く速く息を吐きながら、僧帽筋《そうぼうきん》、菱形筋《りょうけいきん》など、胸・背部筋群を収縮させて強化し、猫背を予防・改善します。

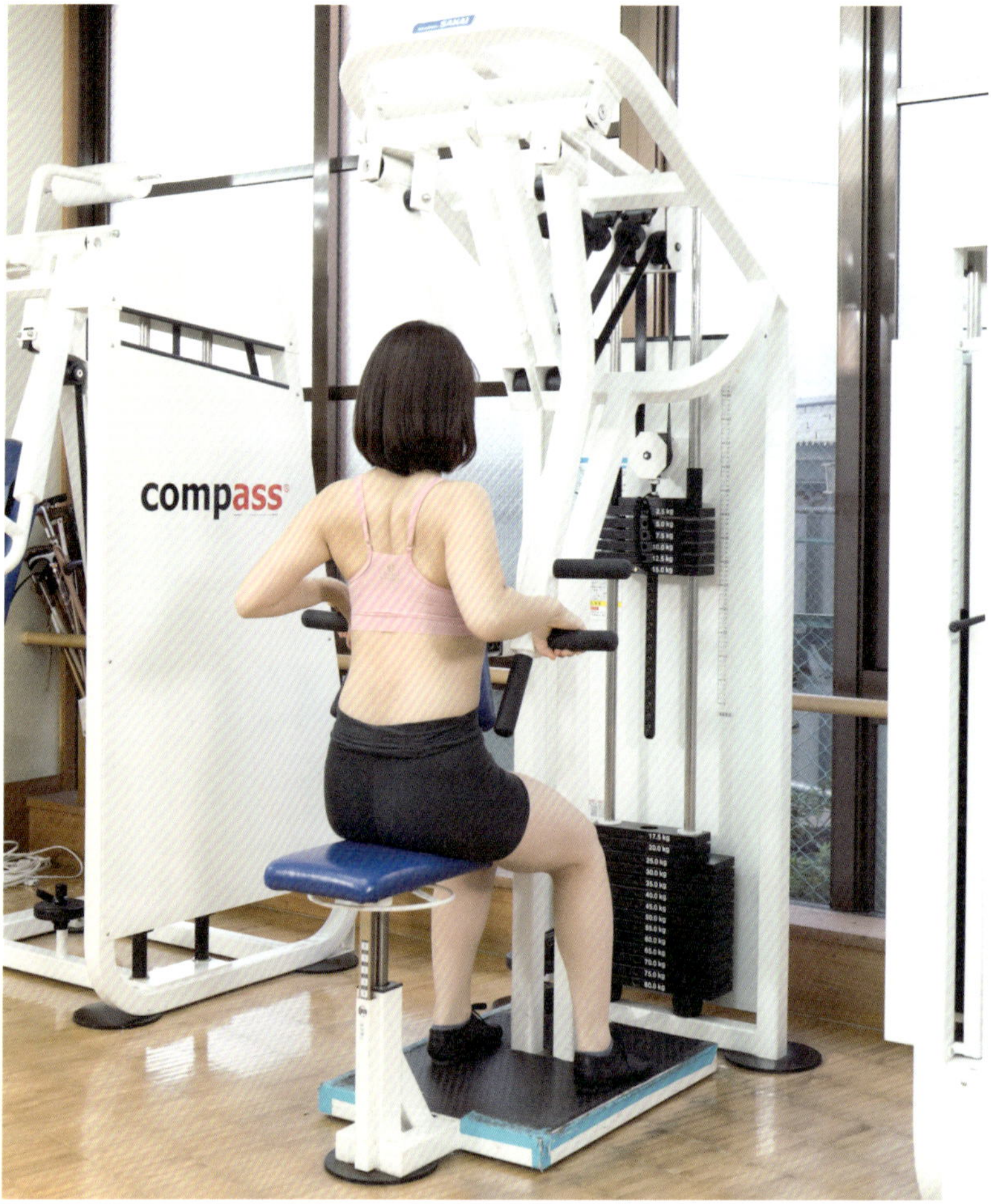

パワーリハビリテーション

病院やリハビリテーション施設では、適切な重力の負荷をかけて、さらなる胸・背部筋群の強化と猫背の予防・改善を目指すマシントレーニングが可能です。

三、腹筋を強化し、腰椎の負担を軽減しよう

【実技①】

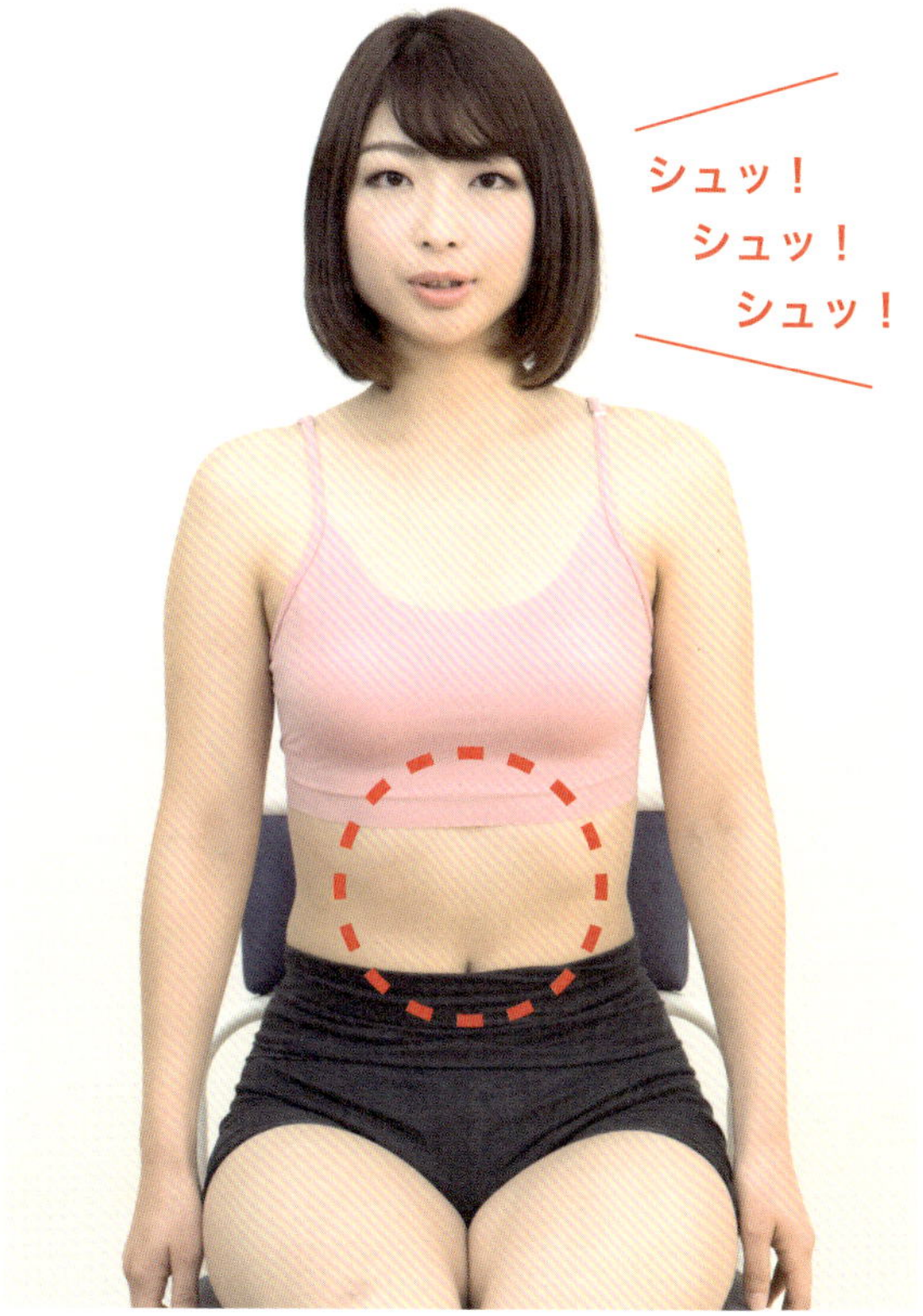

「シュッ！シュッ！シュッ！」と音を出しながら、短く強く速く息を吐くと、腹筋の強い収縮によって生じる腹圧で横隔膜が押し上げられ、肺の中の空気が気道から外へ押し出されます。これを反復することにより、腹筋が鍛えられます。

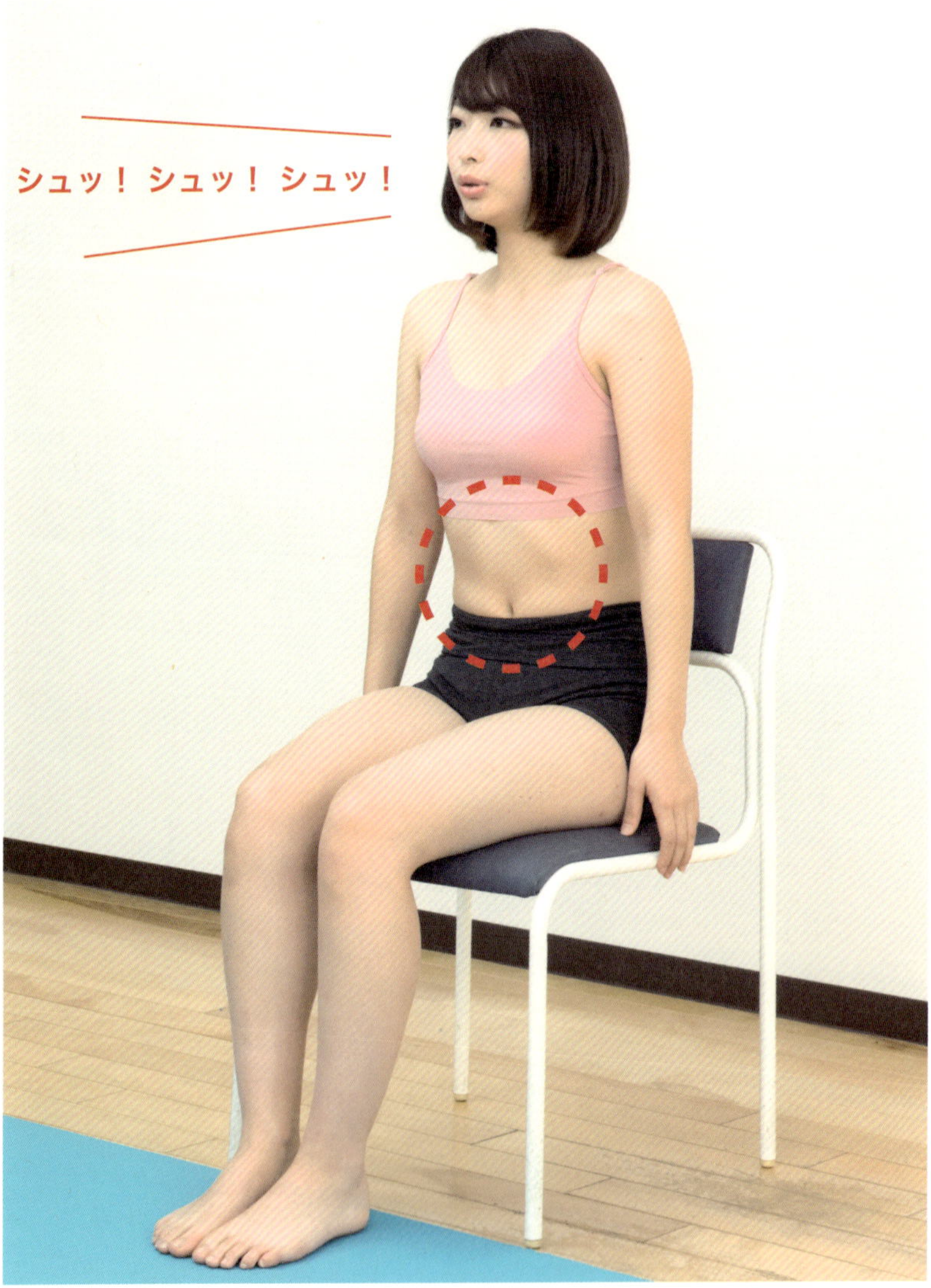

短く強く速く息を吐いて、腹筋を鍛えます。

【実技②】

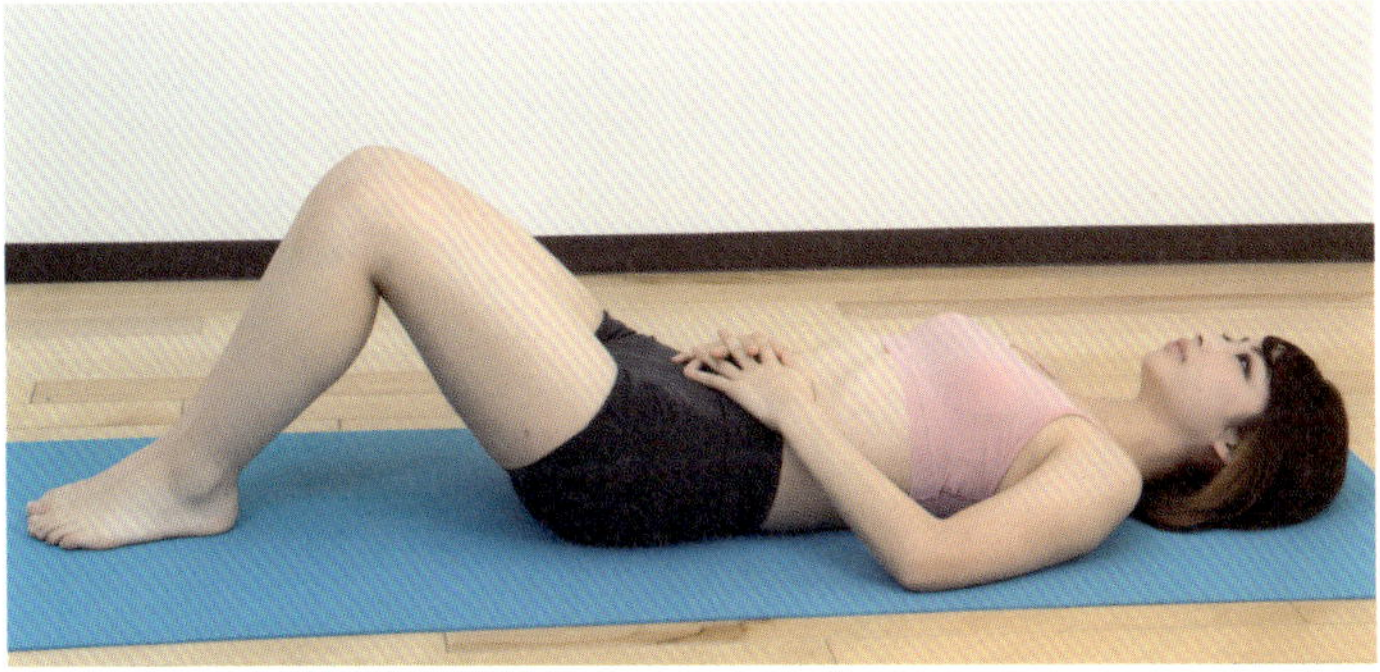

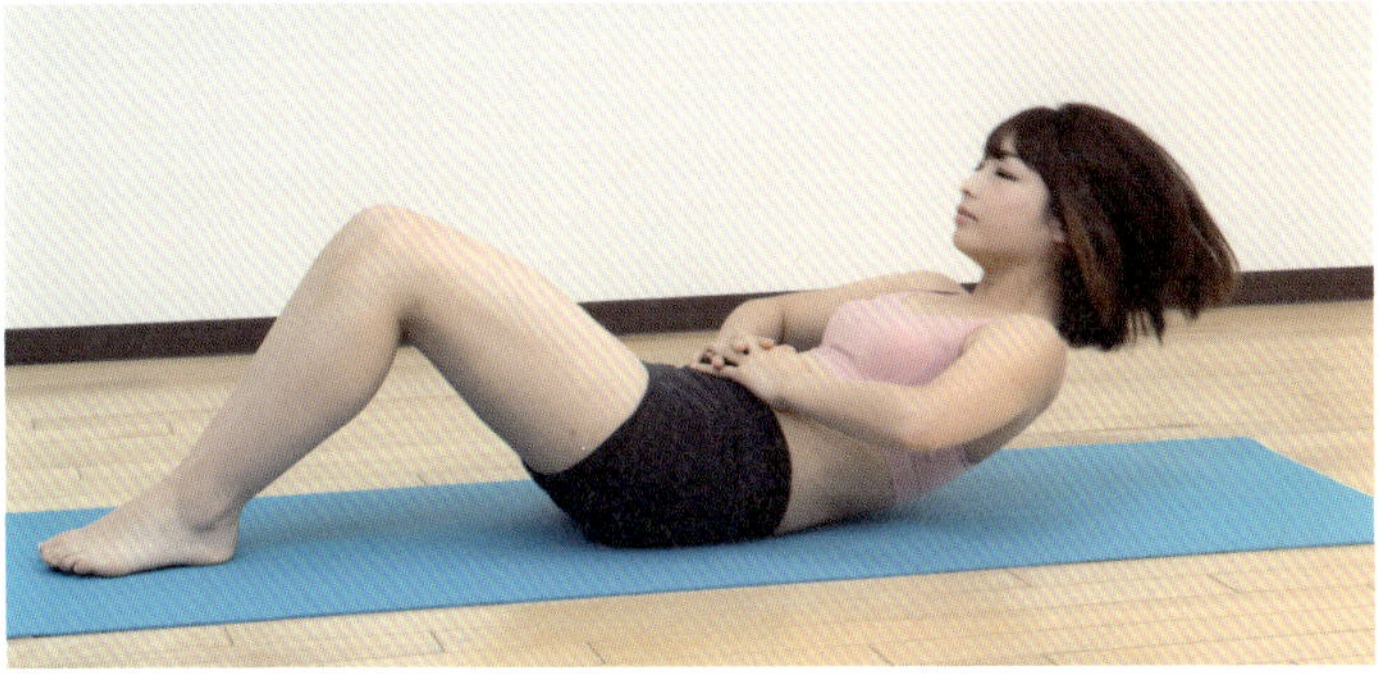

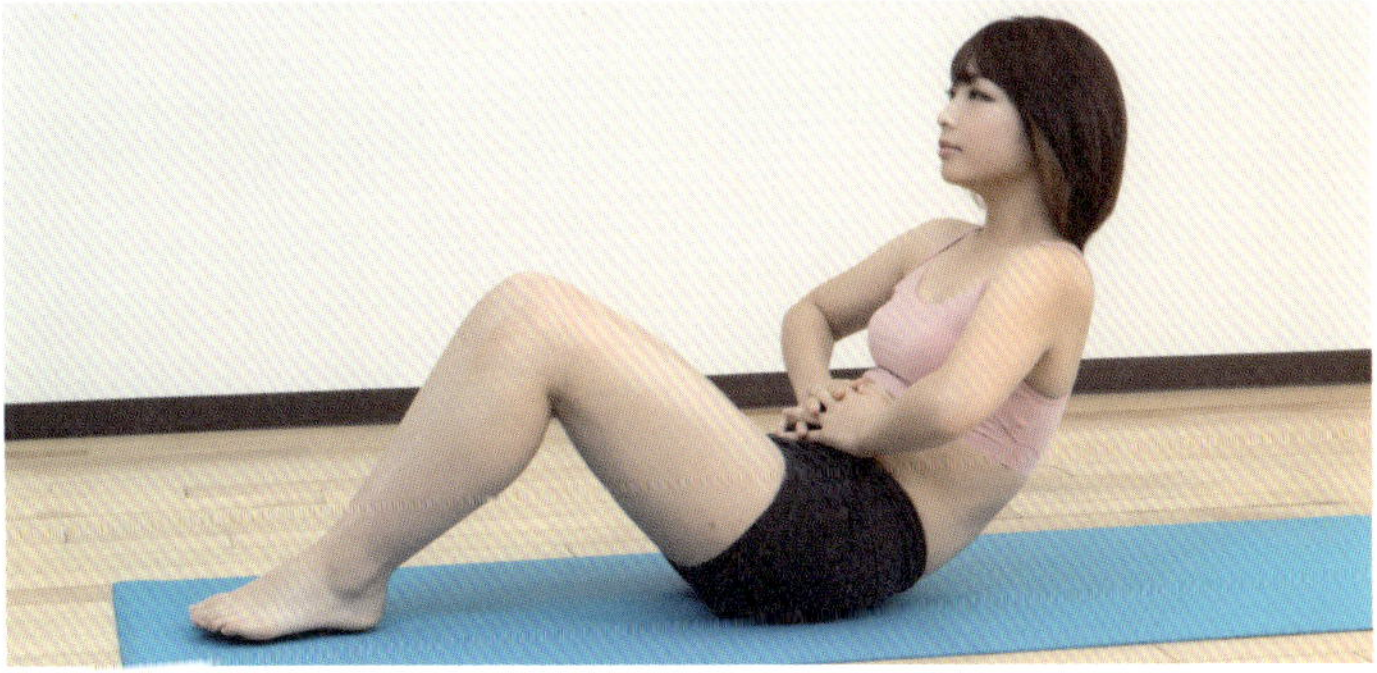

膝を曲げて寝転んだ姿勢から、腕の力を使わず、腹筋力だけで起き上がります。

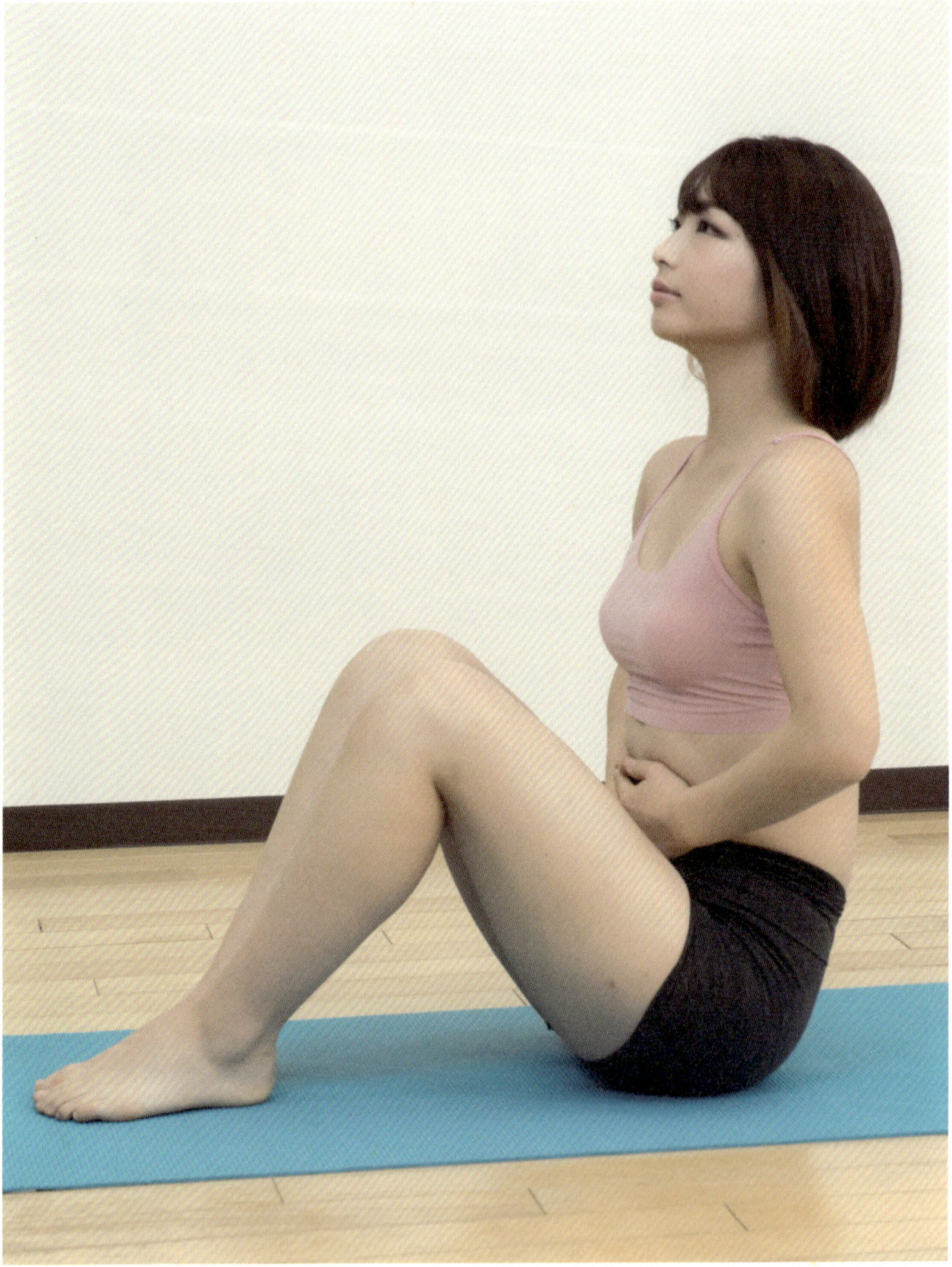

腹筋を強化することで、腰椎にかかる負担を軽くすることができます。できれば、5回～10回頑張ってみましょう。

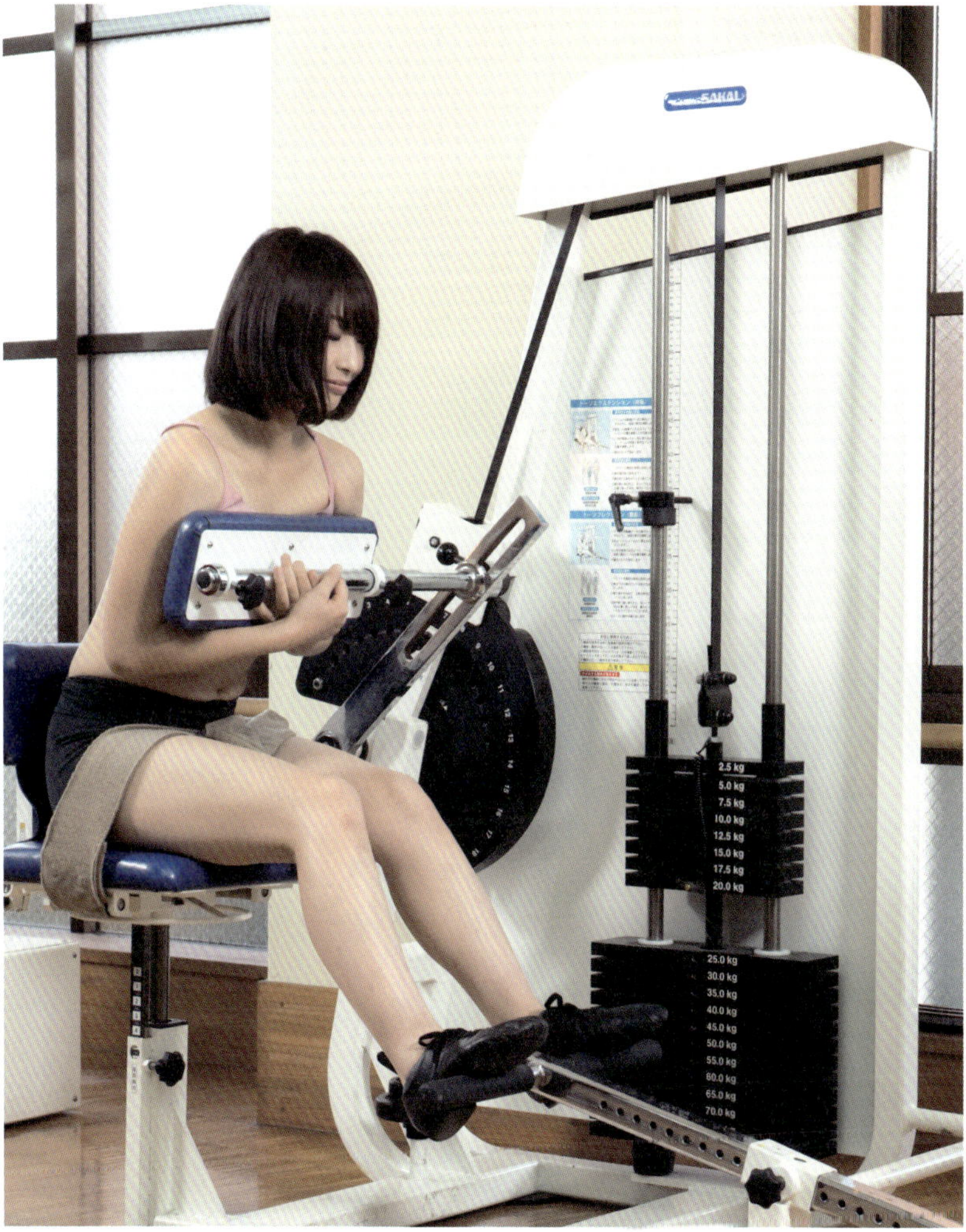

パワーリハビリテーション

さらなる腹筋の強化を目指すには、適切な重力の負荷をかけて行うマシントレーニングが効果的です。

四、大腿四頭筋を強化し、膝関節の変形を予防・改善しよう

【実技①】

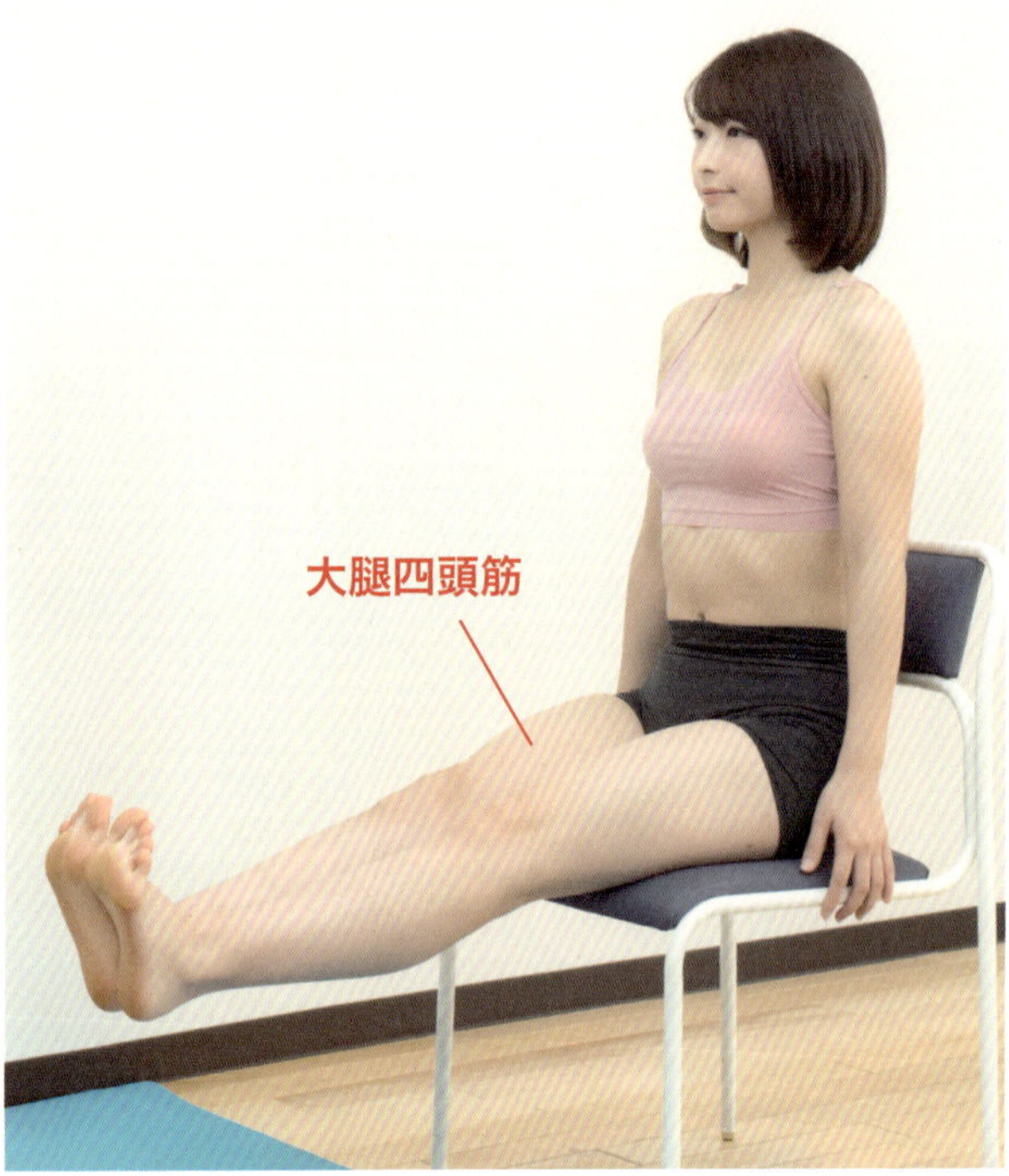

イスに座ったまま両膝を伸ばし、精神を統一・集中して20秒から数分間、できるだけ長く姿勢を保ちます。この間、大腿四頭筋《だいたいしとうきん》は収縮し続け、筋肉トレーニングとなります。

【実技②】

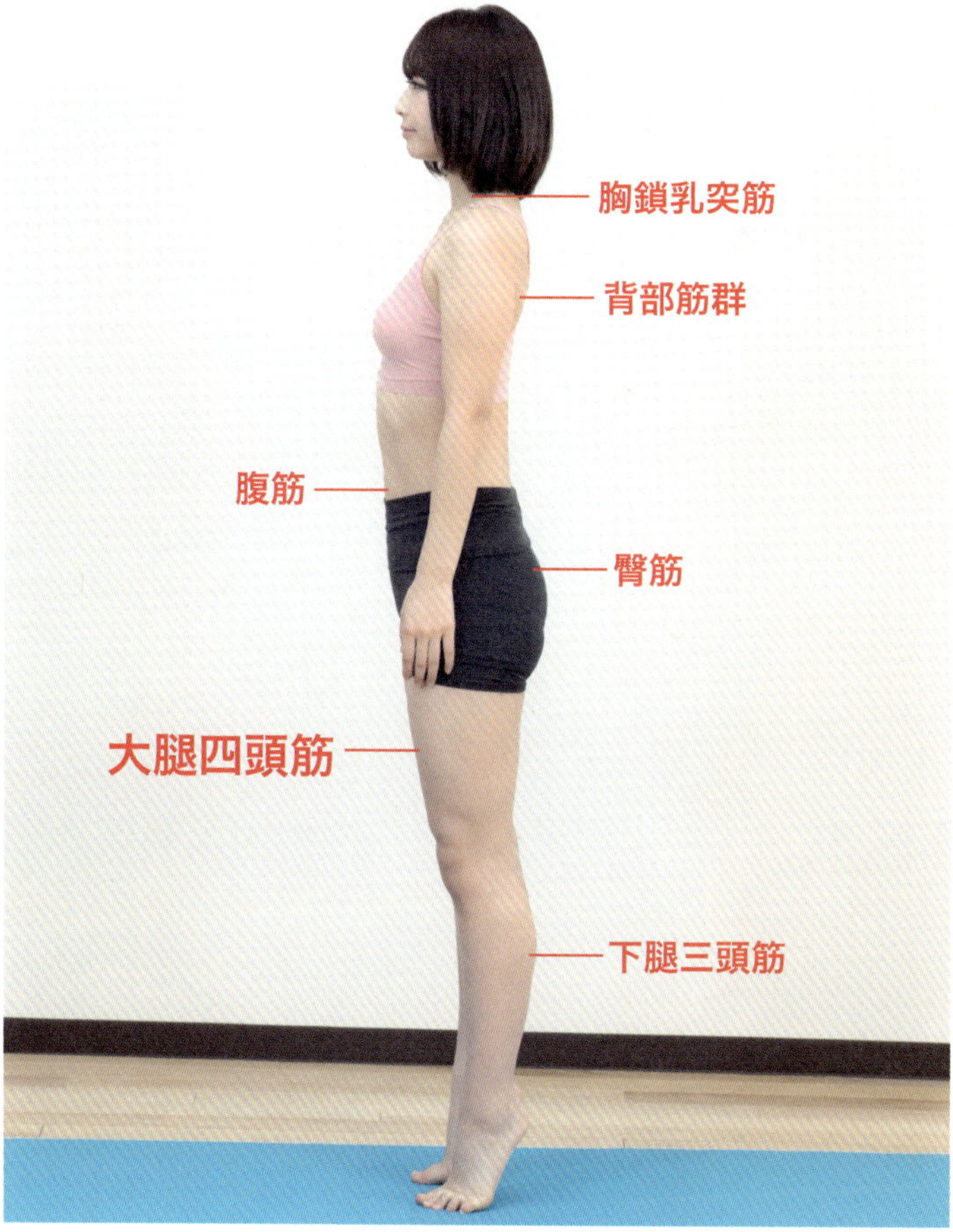

つま先立ちをし、かかとを挙げて起立した姿勢を約20秒間保ちます。この動作は下腿三頭筋《かたいさんとうきん》の収縮により可能になりますが、つま先立ちの状態をキープするためには、大腿四頭筋だけでなく、臀筋《でんきん》や腹筋、背部筋群、胸鎖乳突筋《きょうさにゅうとつきん》など、多くの筋肉の働きが必要です。

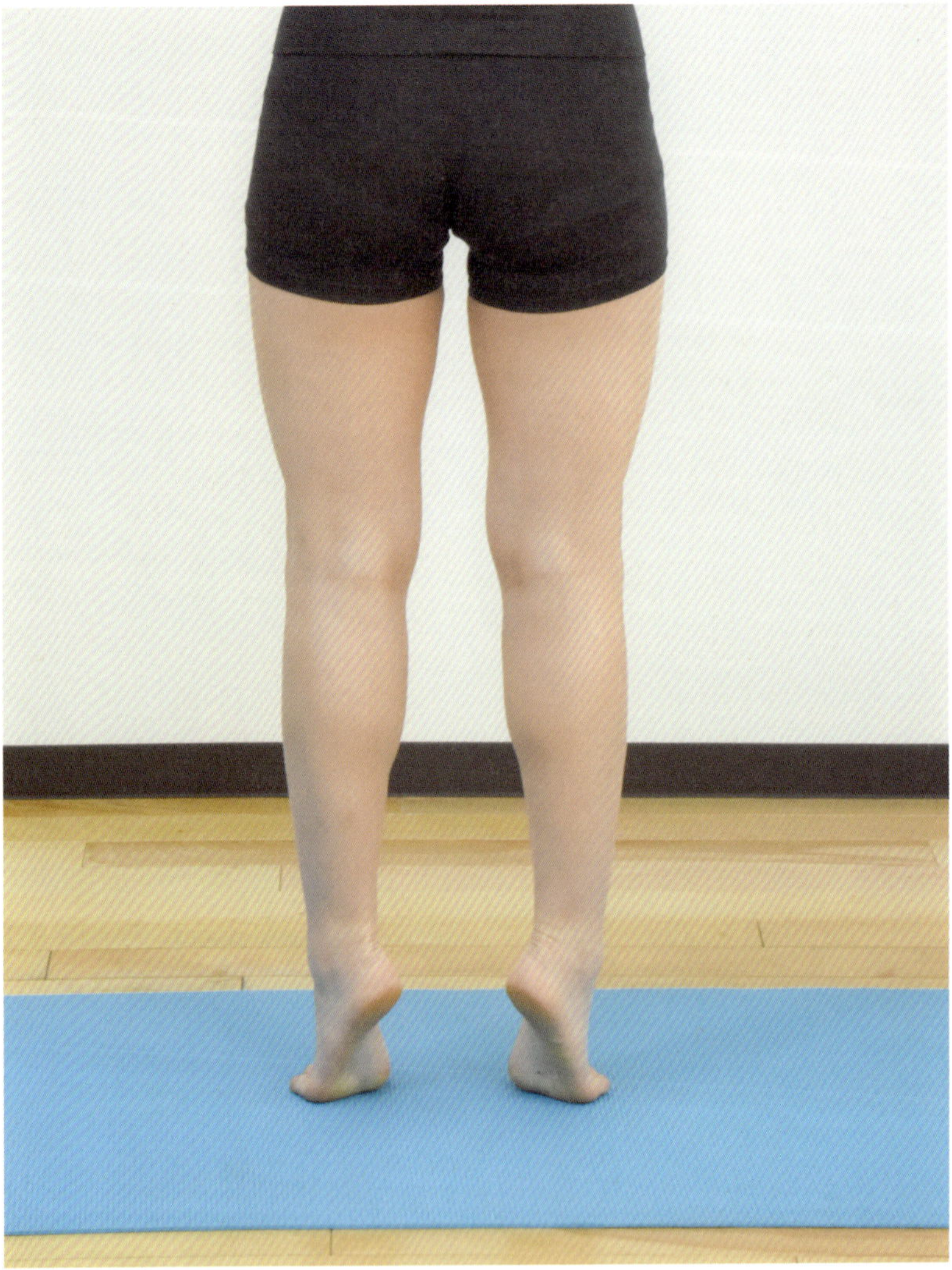

かかと挙げ起立の訓練を行うことで、起立・歩行動作の基本となる筋肉をすべて鍛えることができます。

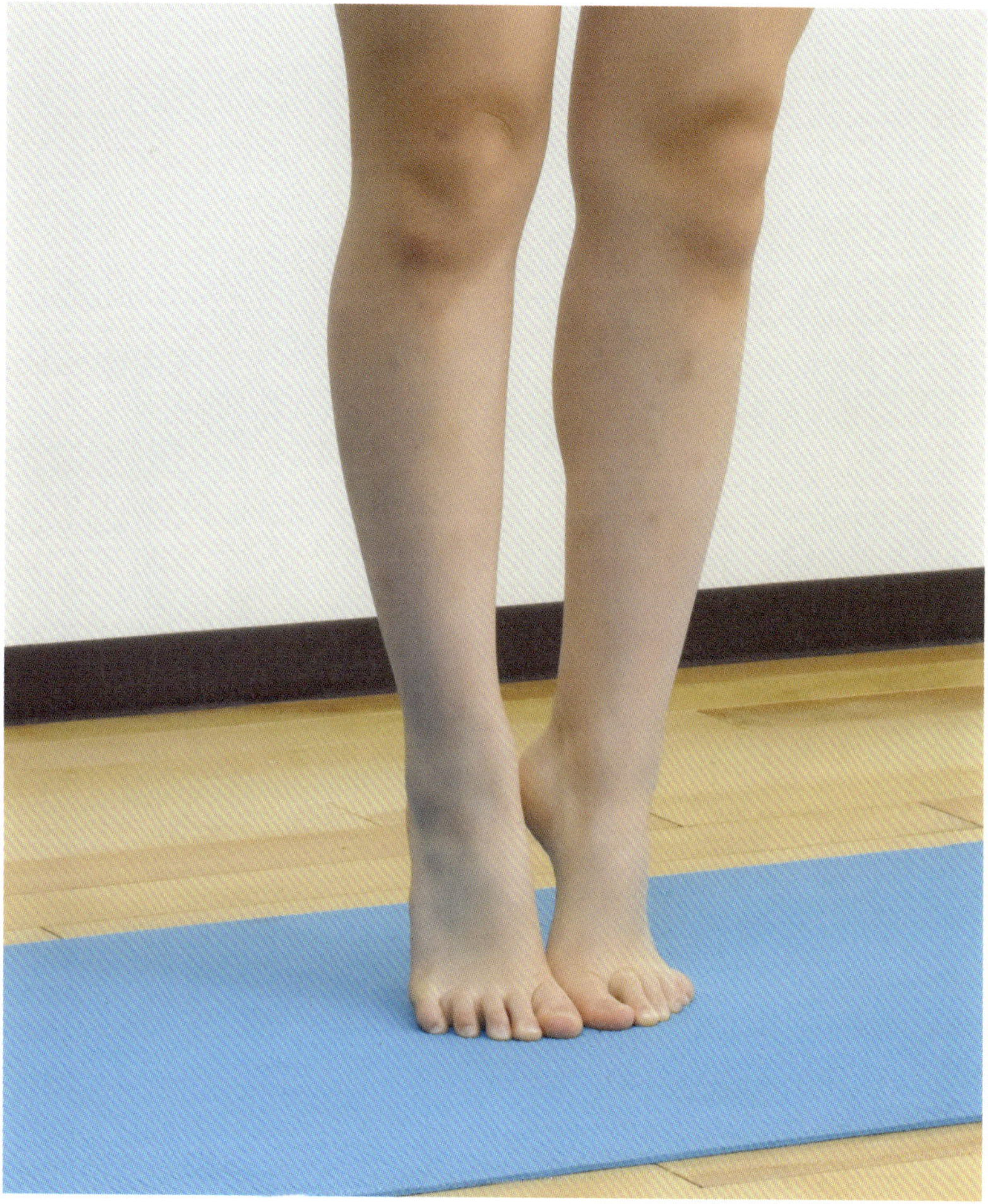

足趾《そくし》（足の指）で立つことは、足趾の筋群強化になり、歩行が安定してスムーズになります。また、足趾筋群が身体を前方へ蹴り出す力を増すことで、歩行速度もアップします。

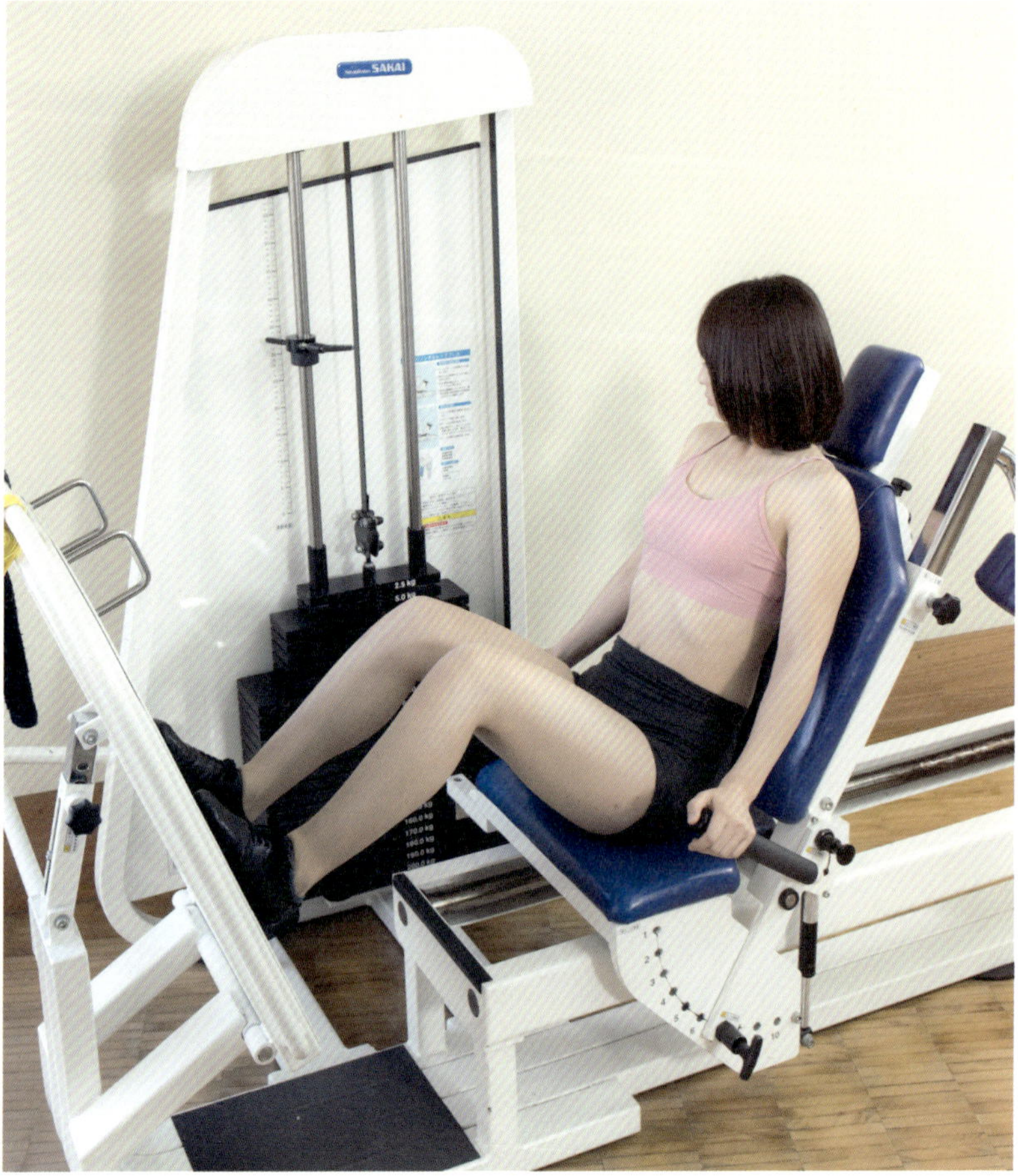

パワーリハビリテーション

レッグプレスを使い、筋力に応じて負荷重力を調整しながら、膝の曲げ伸ばしを繰り返します。一回に対応できる最大重量の80％以上の重量抵抗でトレーニングすると、骨格筋量が増加します。

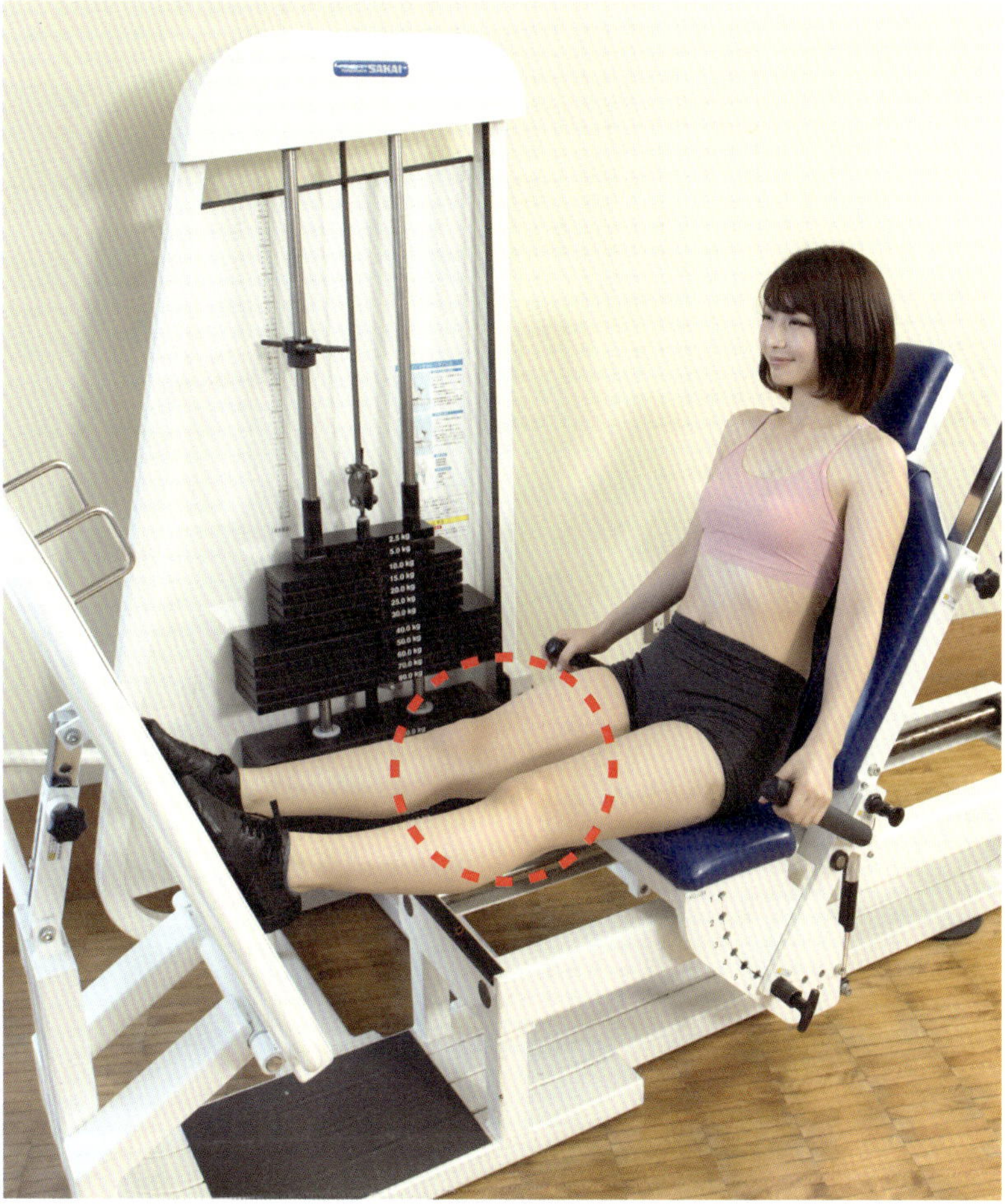

大腿四頭筋《だいたいしとうきん》の強化とともに、膝を真っすぐ伸ばせない、膝関節の屈曲拘縮《くっきょくこうしゅく》を予防・改善します。膝の屈曲拘縮がある方には、レッグプレスによるマシントレーニングがお薦めです。

五、無の境地、瞑想

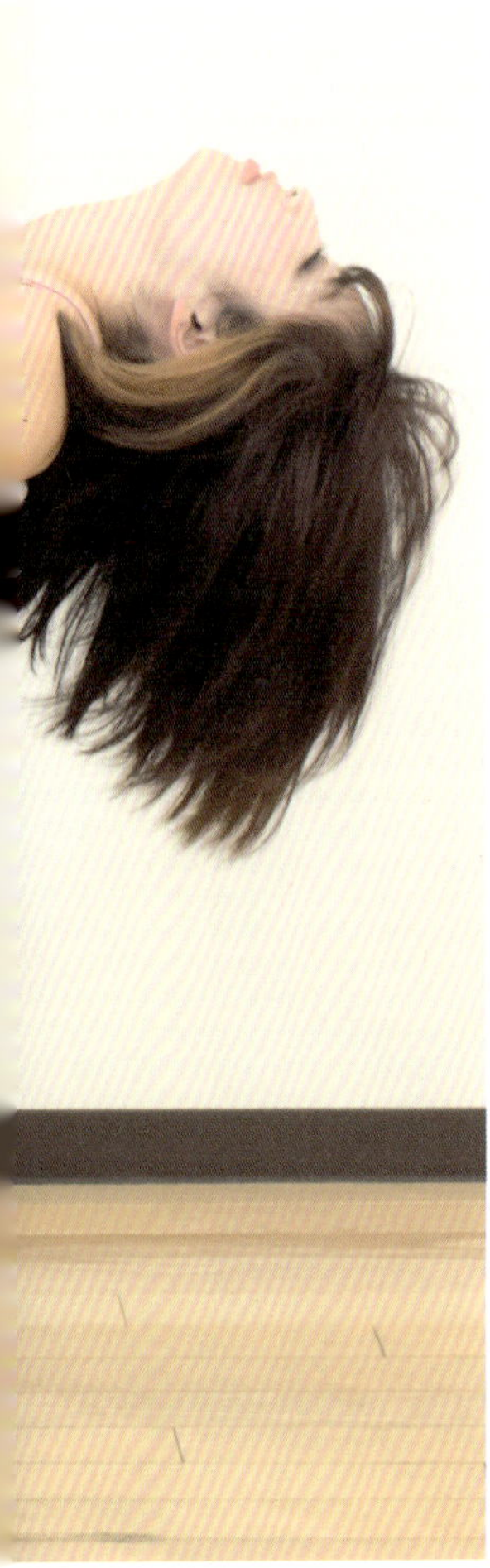

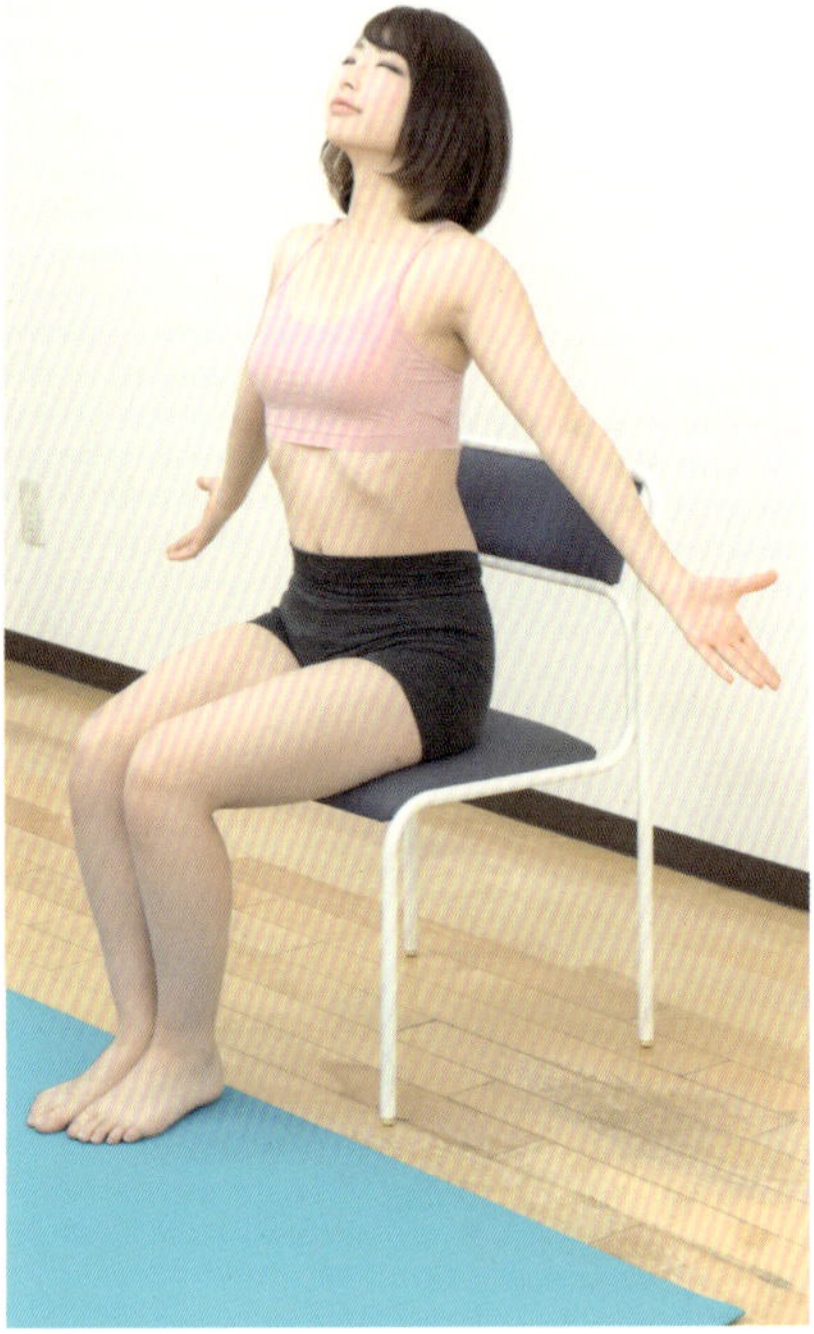

筋力強化の運動はここで終わりです。深呼吸の後、イスの背もたれに身を委ねて全身の力を抜きます。ヨガでは、屍《しかばね》のポーズと呼ばれます。数分間、ラクな姿勢で目を閉じ、無の境地で瞑《めい》想《そう》の時間を持ちます。

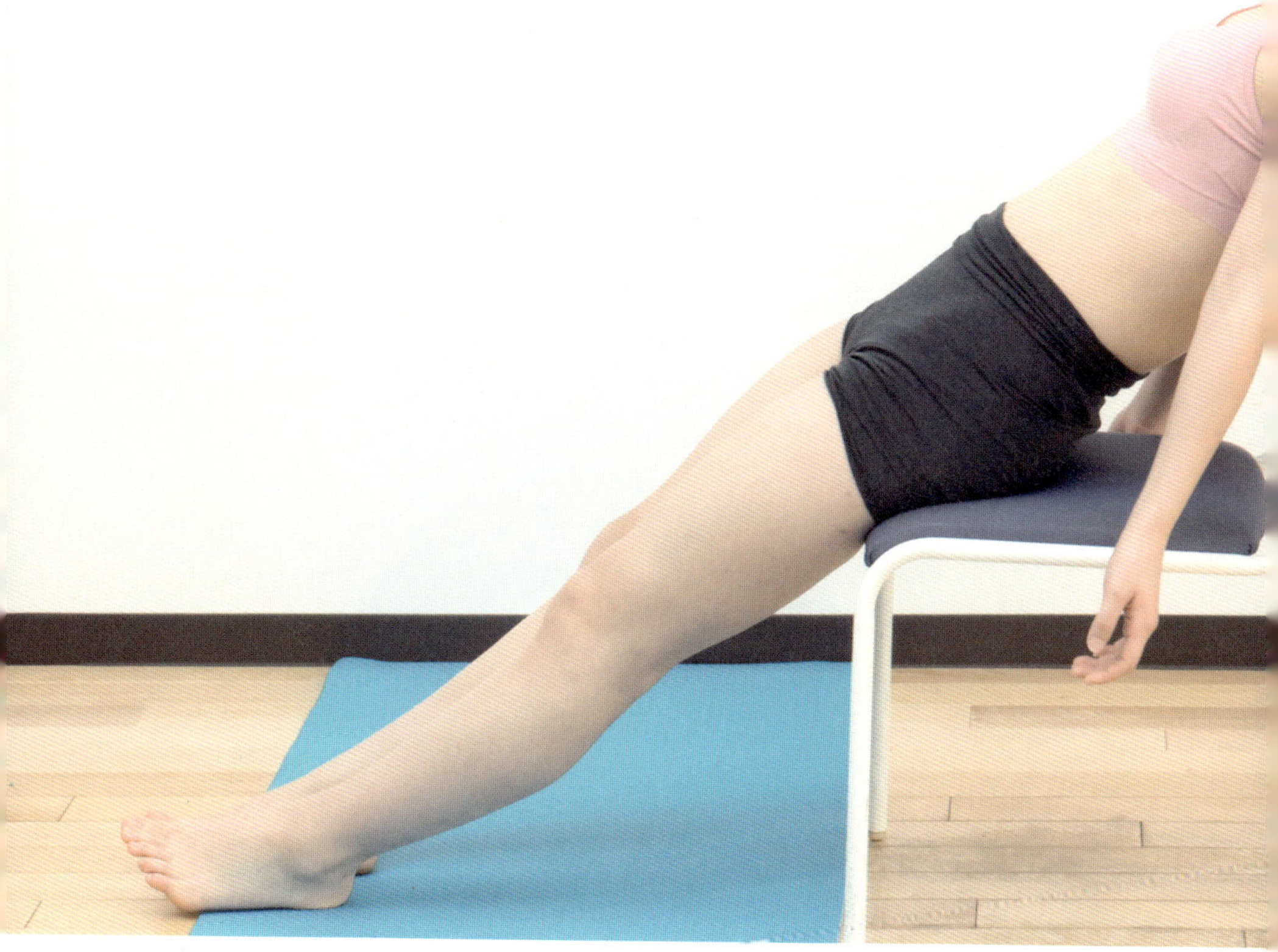

無の境地で瞑想をすると、脳は副交感神経優位となり、神経伝達物質のアセチルコリンが分泌されます。これにより、体の各臓器が活性化され、認知症の予防・改善にもなるといわれています。

六、最後に大笑いをしよう

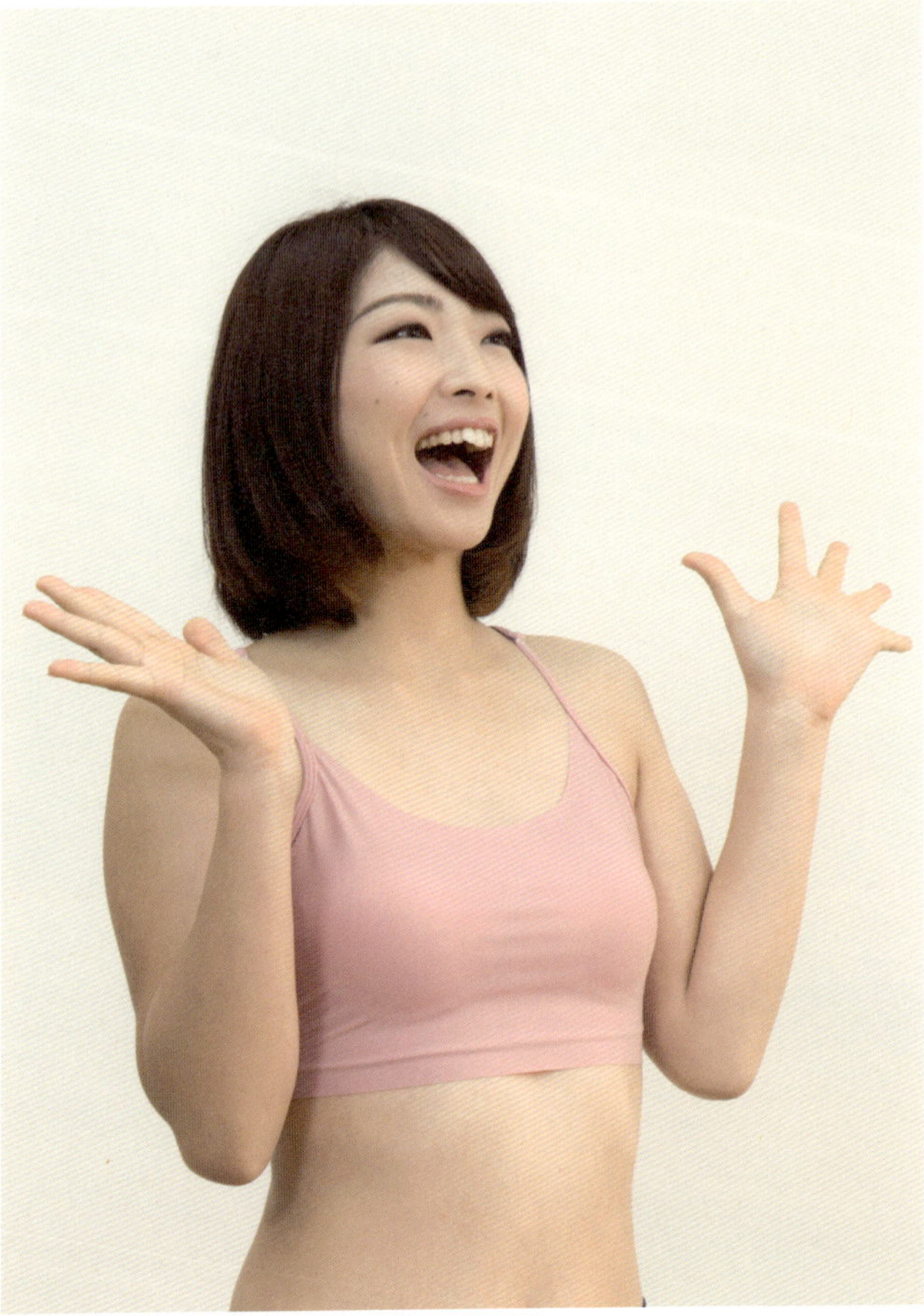

全身を大きく使い、口を大きく開けて、大きな声を出して笑いましょう。おなかの底から笑うと、心も体も元気になります。

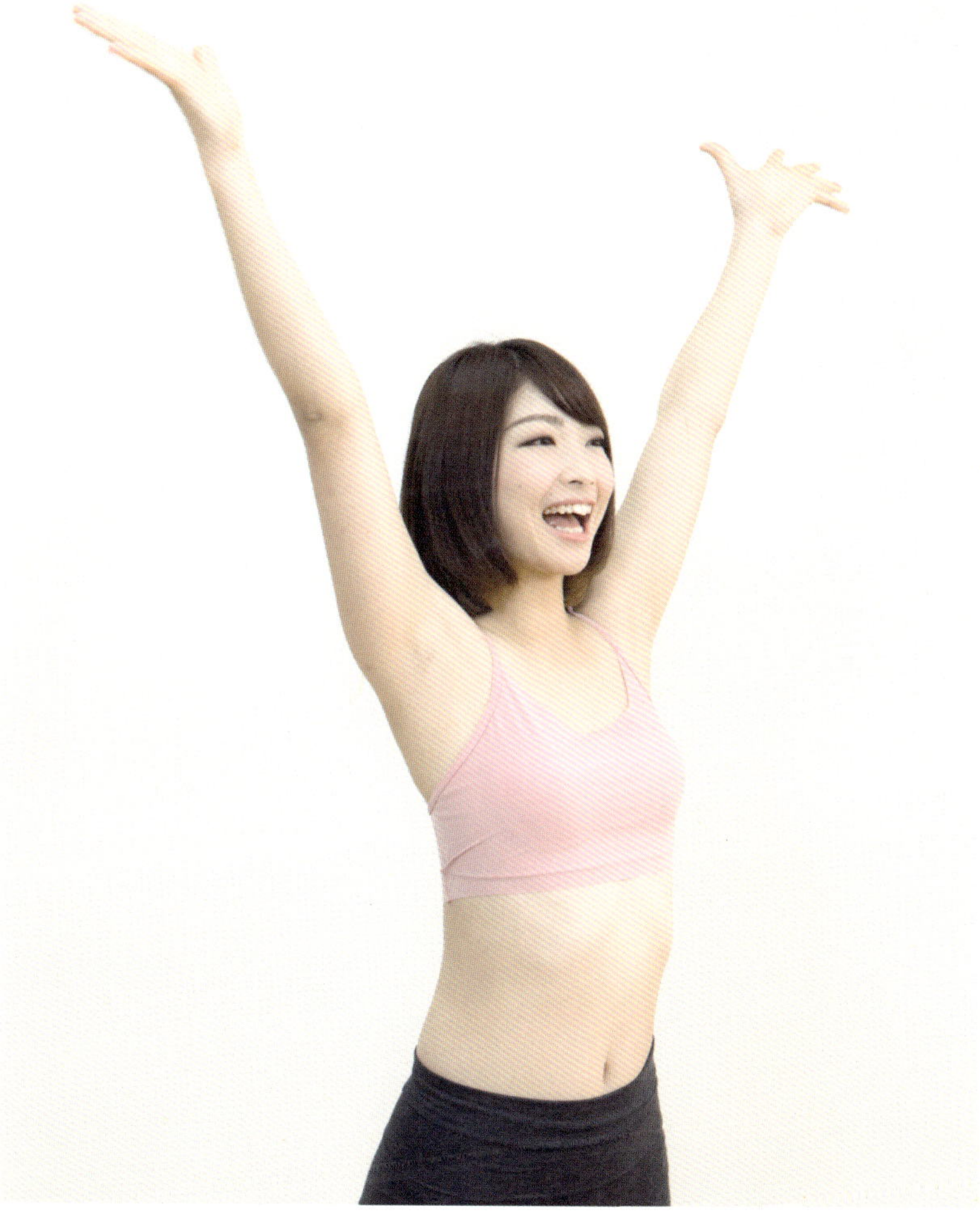

精神を統一・集中して行った筋肉収縮運動（筋トレ）から解放された後の大笑いは、心と体をリフレッシュし、生命力をよみがえらせます。

新しん健康体操の理論

一、準備体操の意義

手、足、末梢《まっしょう》筋肉、関節から運動を始め、脳にサインを送るとともに、心肺、血管などに少しずつ負荷をかけ、準備体勢をつくります。

二、猫背の害

背筋群が衰えて猫背になると、起立・歩行時に、上半身の体重が相乗的に腰椎に負荷をかけることになり、腰部疲労や腰痛を引き起こすだけでなく、骨粗しょう症のある場合には、胸・腰椎の圧迫骨折の原因となります。

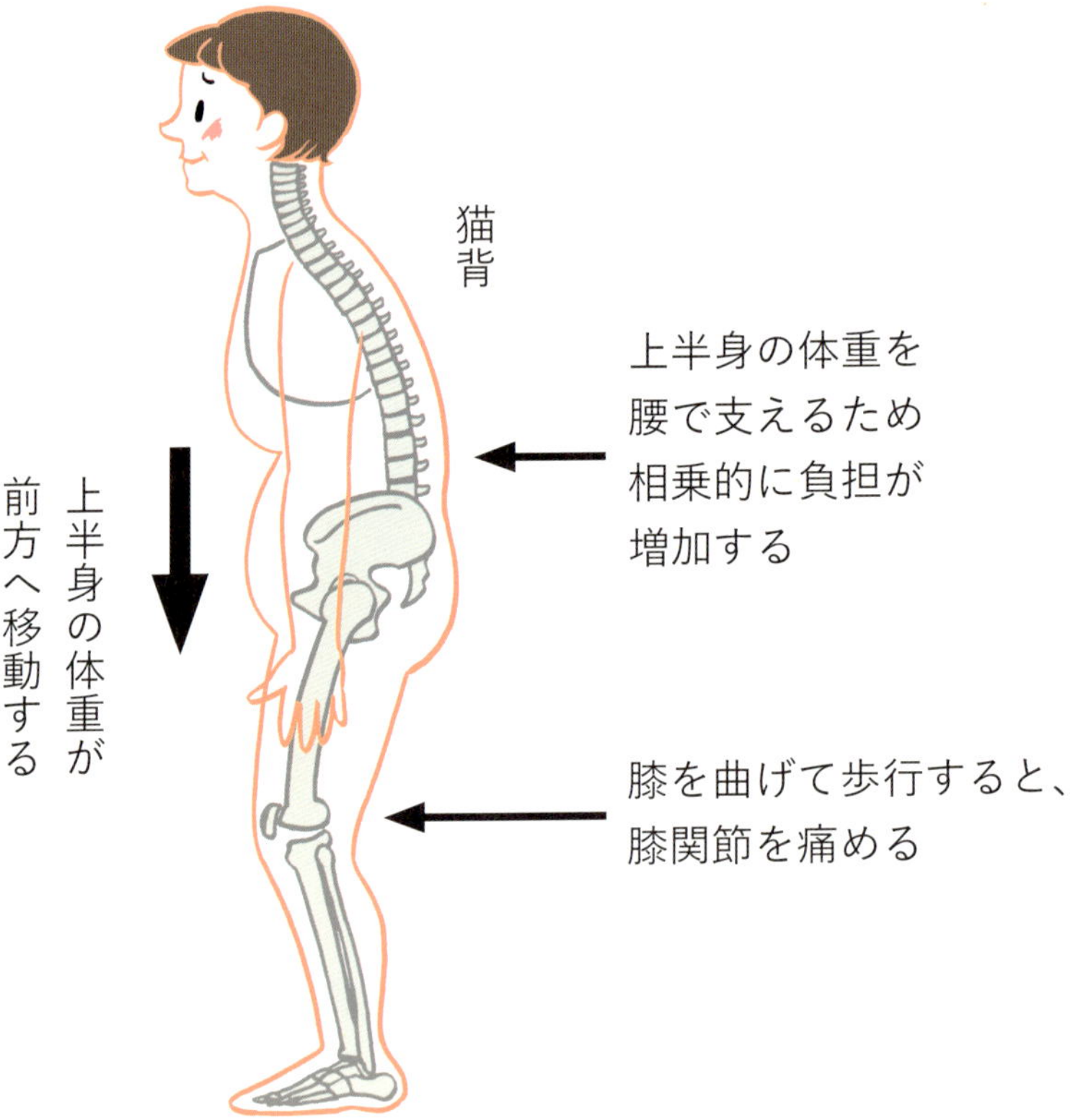

猫背が進行すると、上半身の体重が前方へ移動し、腰の負担が相乗的に増加します。

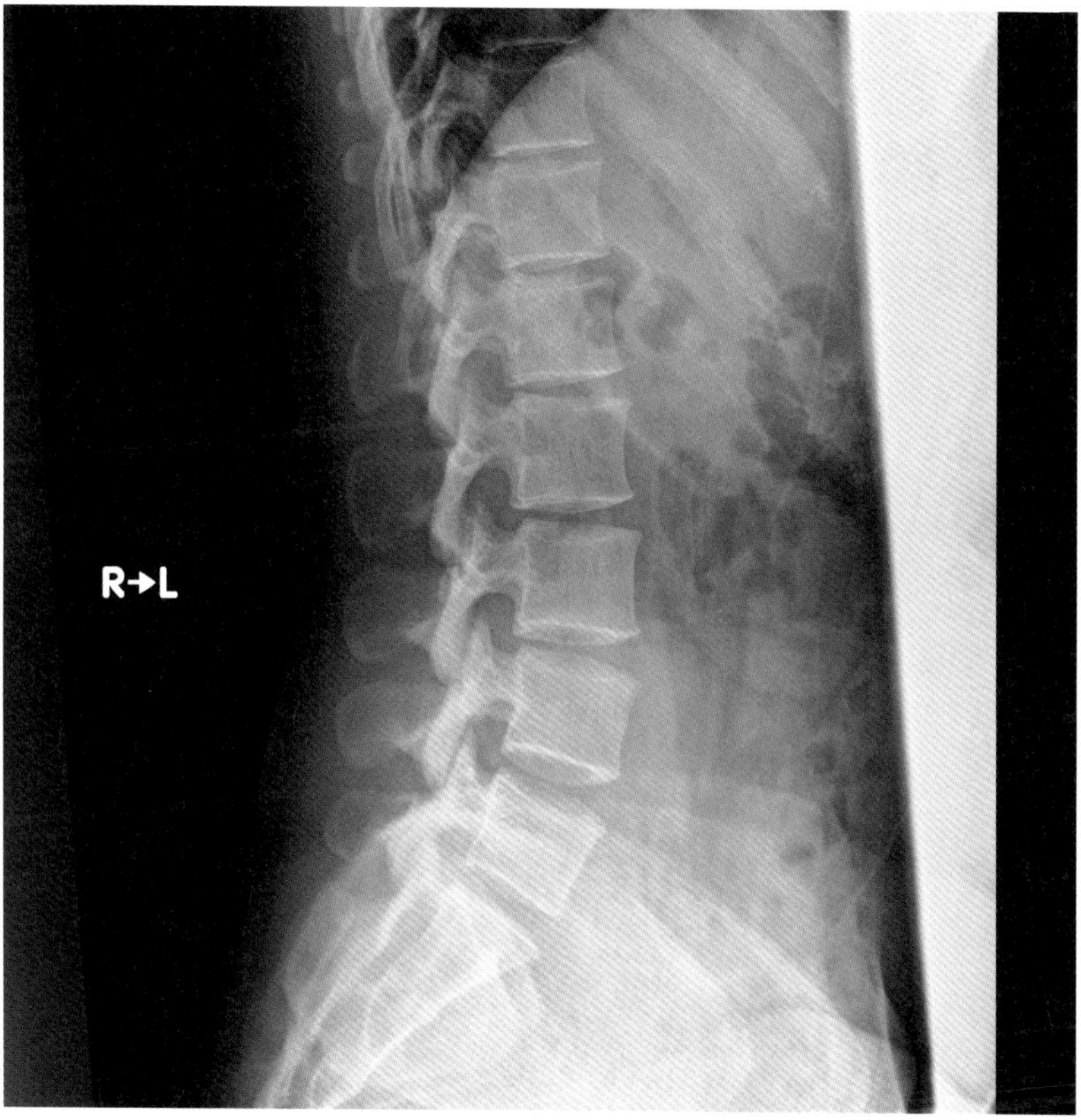

正常な胸・腰椎のX線画像

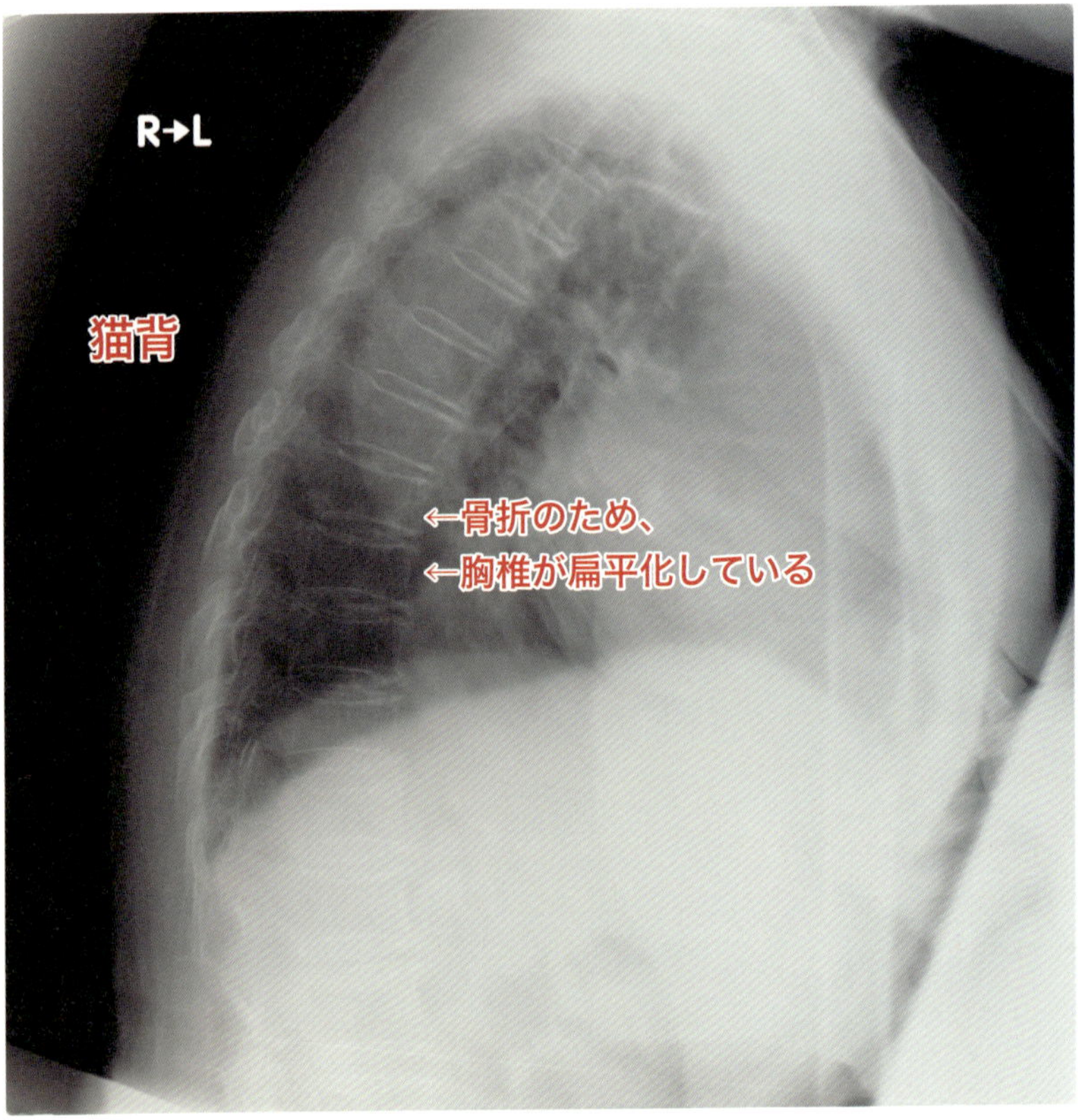

猫背と骨粗しょう症により、胸・腰椎に圧迫骨折を起こしている患者のX線画像

三、腹筋の強化による腰椎の保護

腹筋は、腹壁周囲の筋肉とともに腹圧を形成することによって体幹の支柱となり、胸・腰椎の負荷を軽減し、胸・腰椎を保護します。

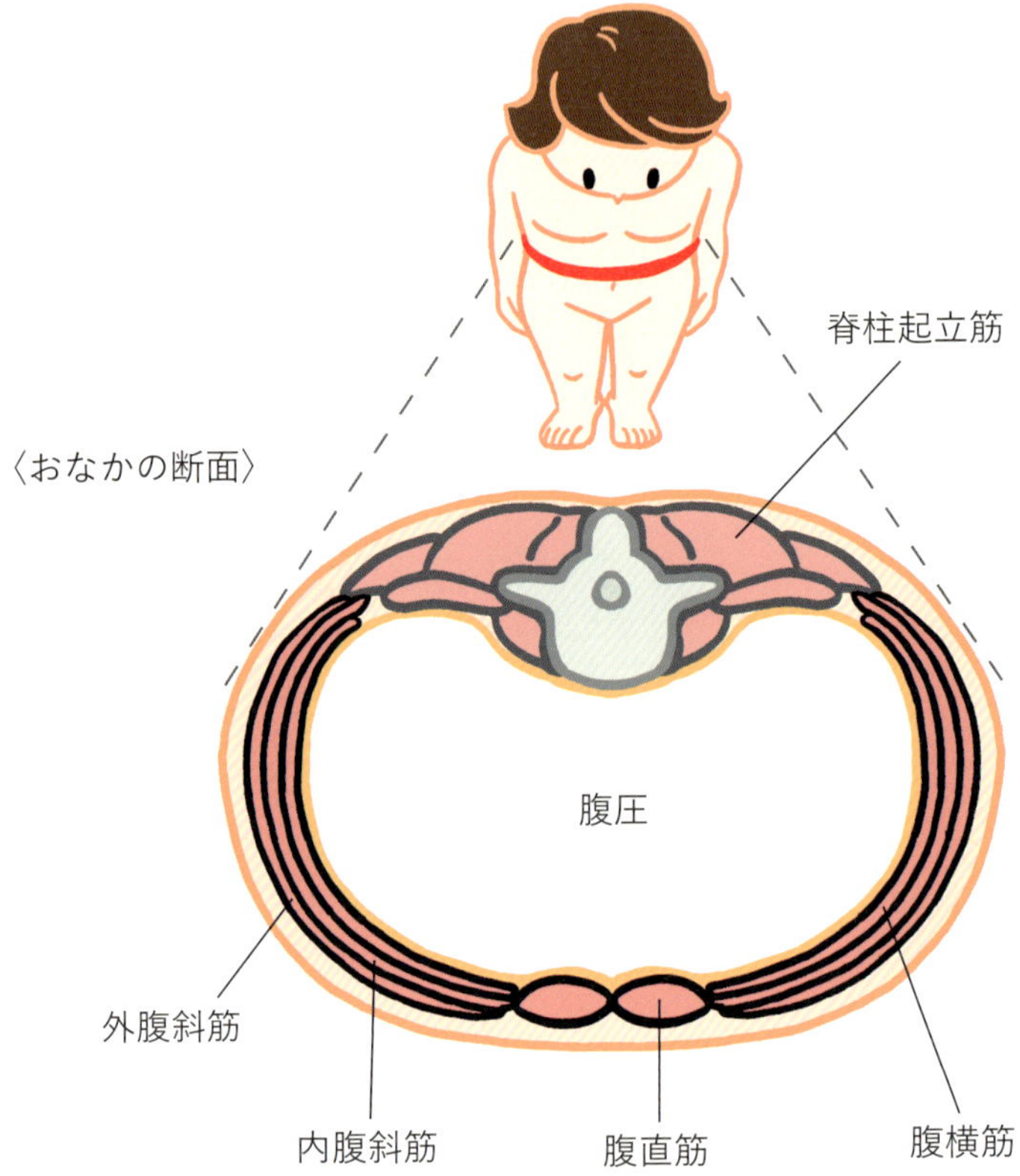

腹筋と腹圧により、脊柱《せきちゅう》の負担が軽減されます。

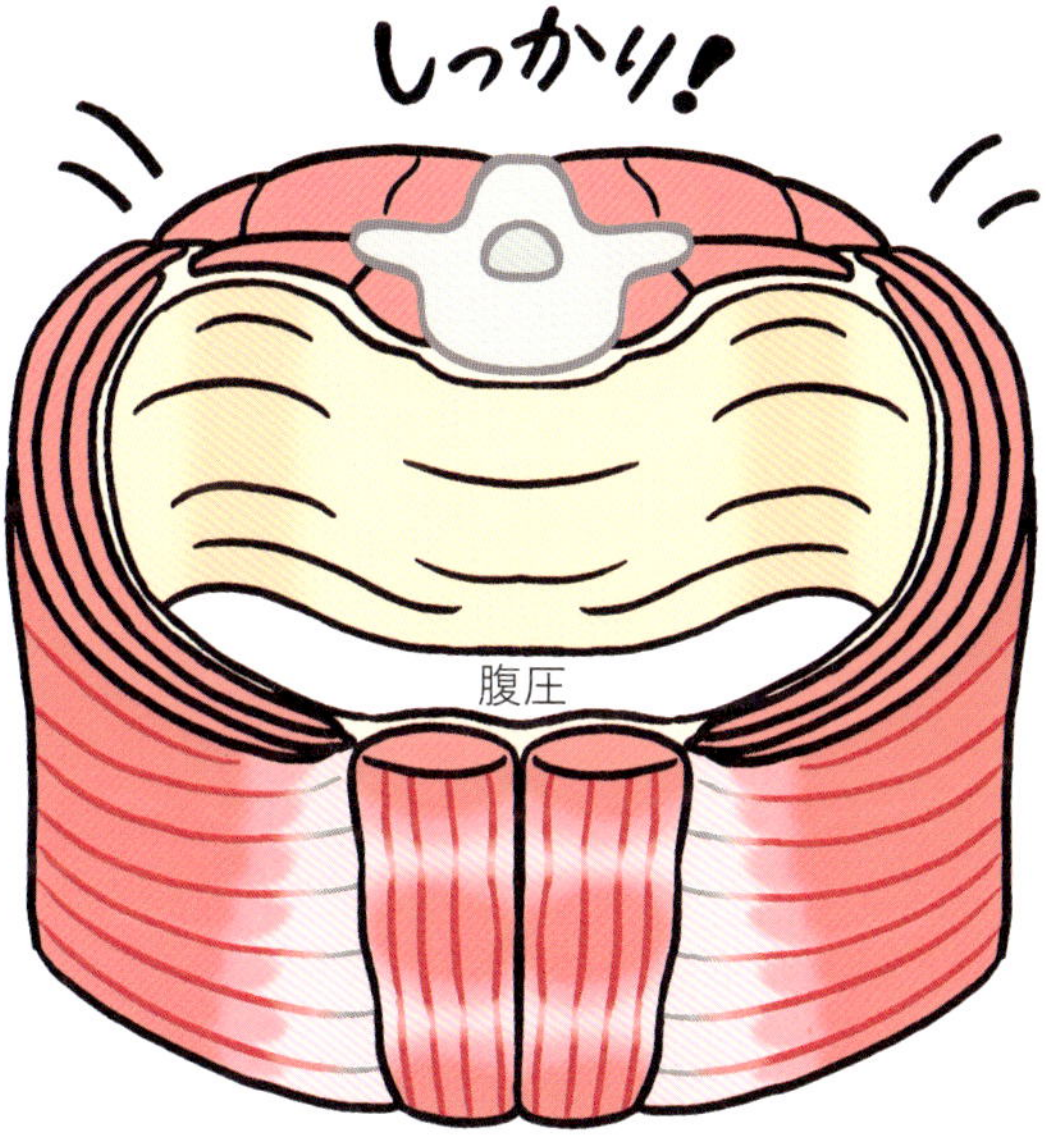

円周を形成

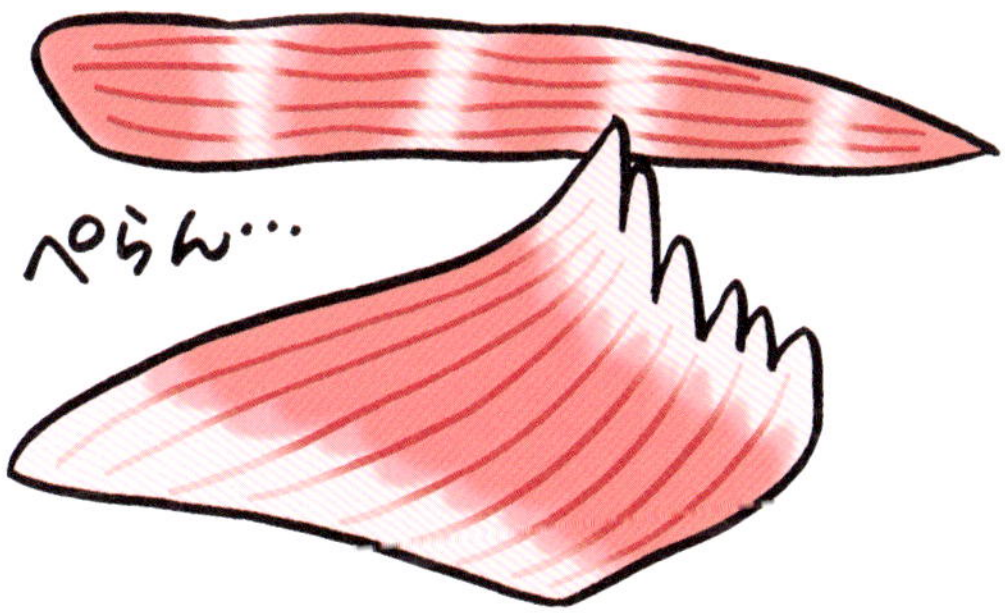

平面では支持力のない軟らかい筋肉も、円周を形成することで支持力を得ます。

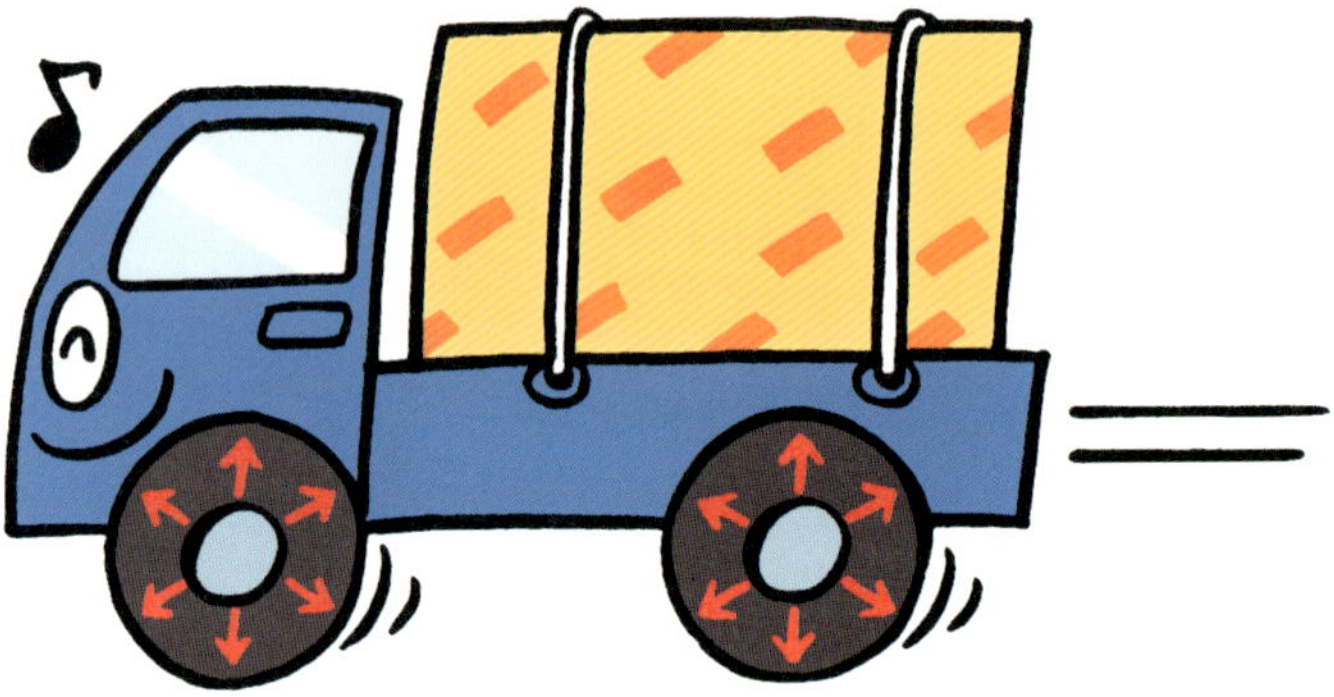

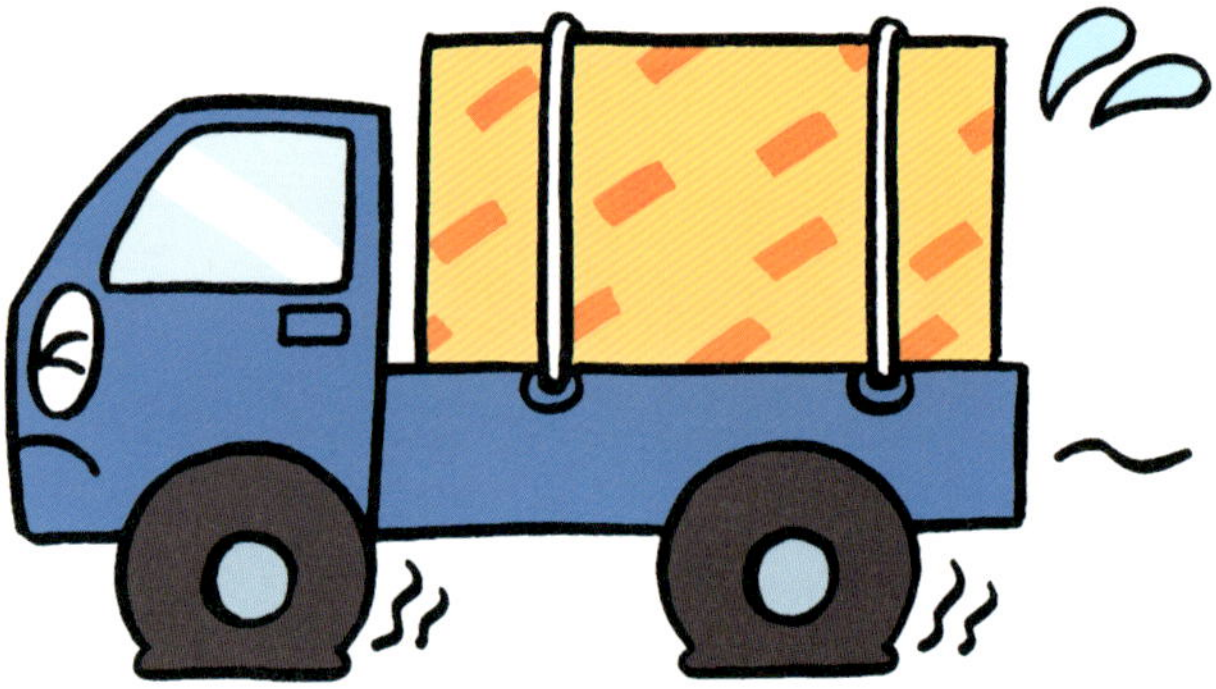

タイヤの空気圧がトラックと重力物を支えるのと同様に、腹圧を形成することによって体幹の支柱となります。

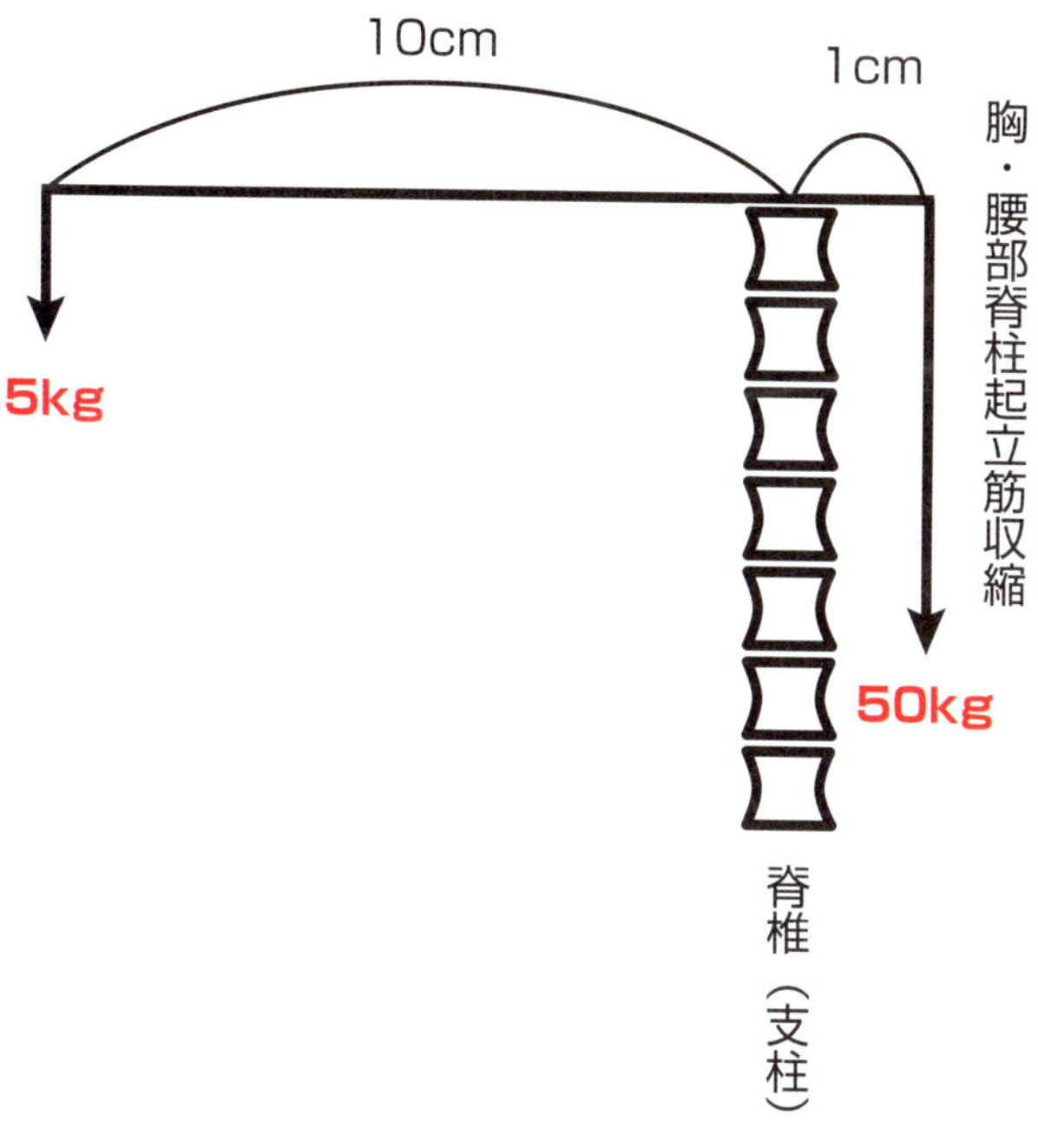

10cm前方の5kgの重力物を持ち上げるために、胸・腰椎、脊柱起立筋《せきちゅうきりつきん》に50kgの負荷が生じます。

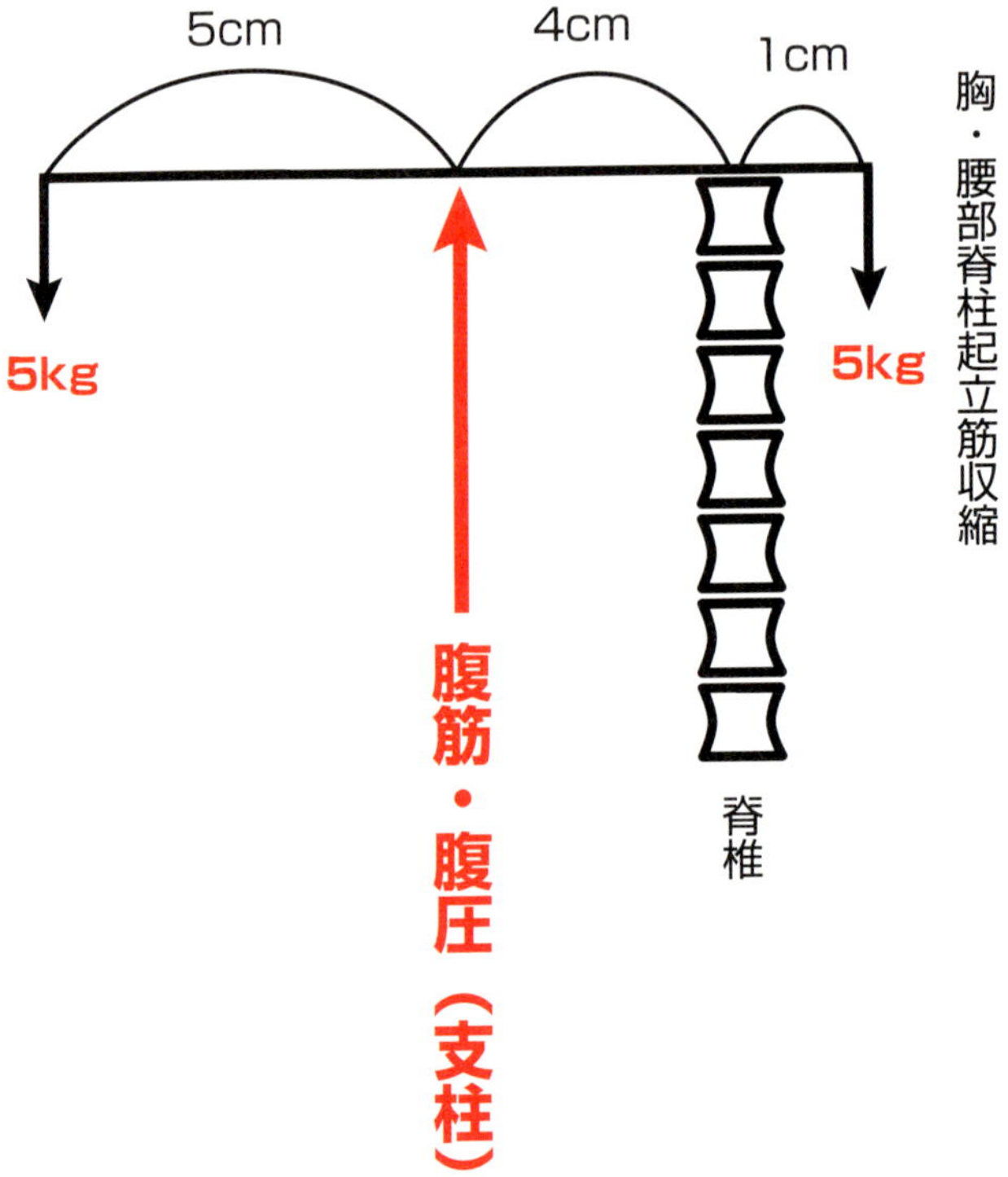

腹筋・腹圧が支柱になれば、胸・腰部脊柱起立筋《せきちゅうきりつきん》と胸・腰椎の負担は大幅に軽減されます。

強い呼気は、腹筋の収縮による腹圧で横隔膜を押し上げることにより、肺内の空気を押し出して発生します。強い呼気の繰り返しは、腹筋収縮運動の繰り返しとなります。

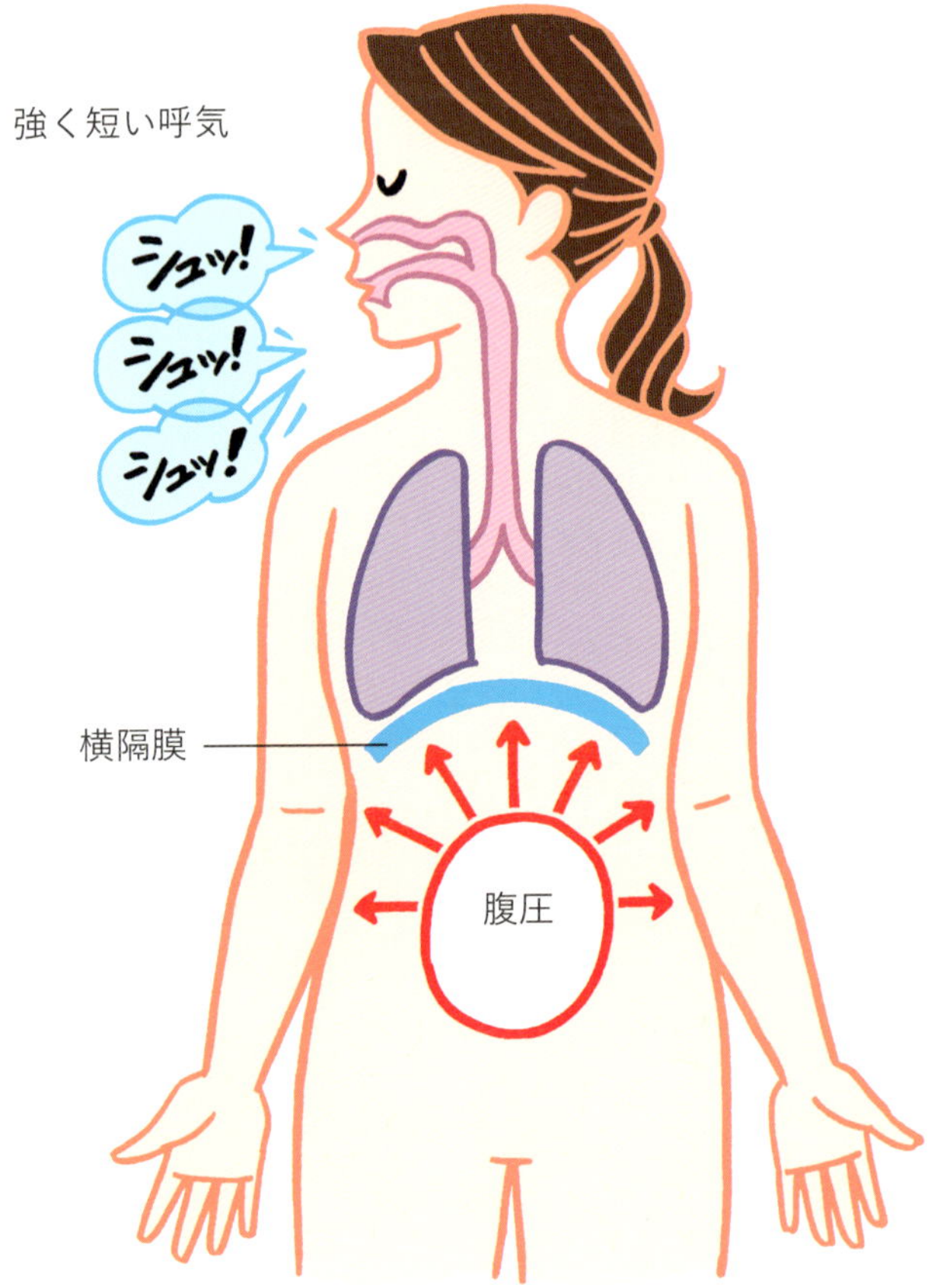

強く短く息を吐く動作を続けると、腹筋収縮運動が繰り返されます。

四、大腿四頭筋を強化し、膝関節の変形を予防・改善する

安定した膝関節（Ⅰ）

膝関節は大腿骨《だいたいこつ》と脛骨《けいこつ》で構成され、大腿四頭筋《だいたいしとうきん》によって大腿骨と脛骨の正しい位置が保たれています。

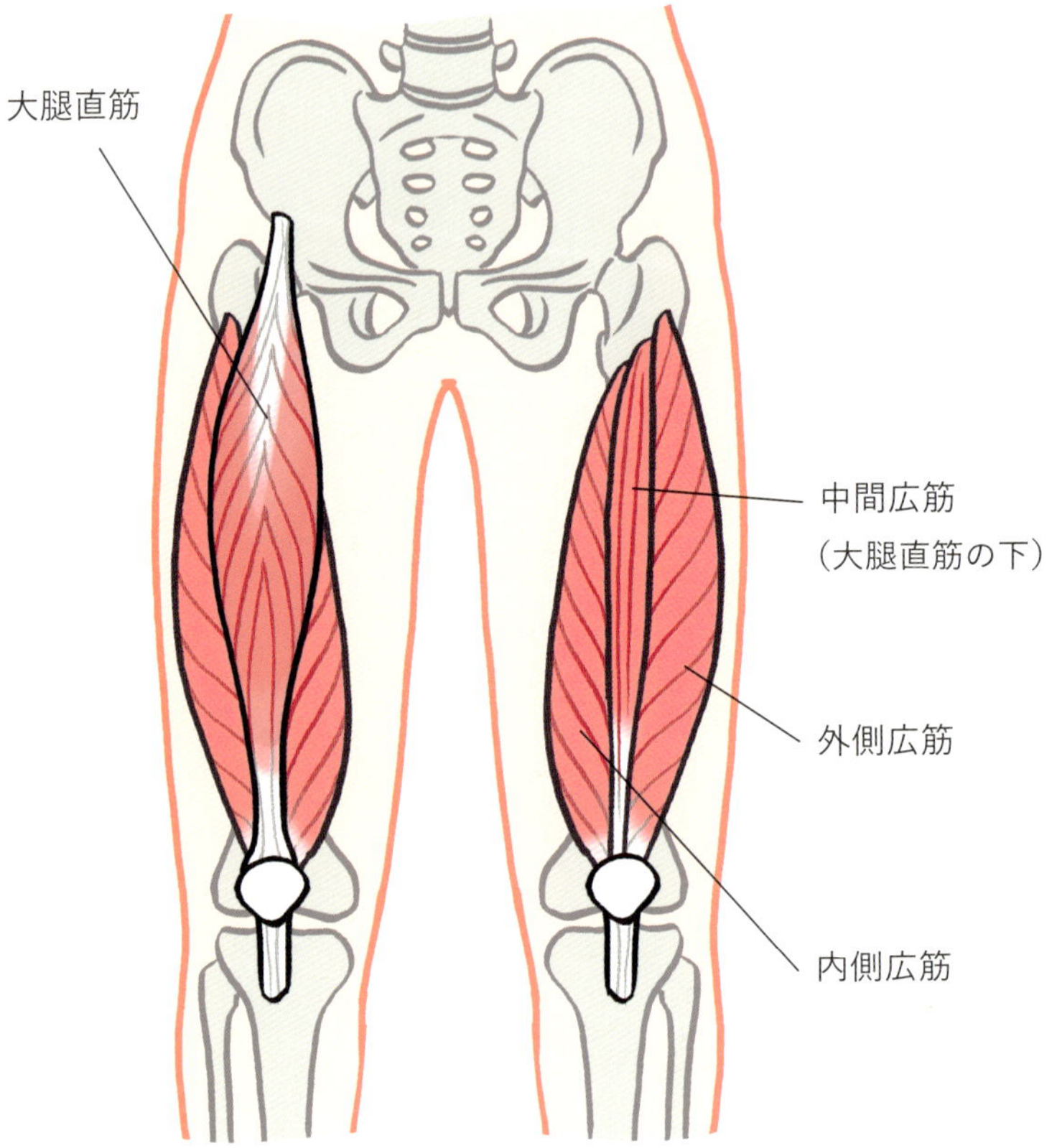

大腿四頭筋

安定した膝関節の維持には、大腿直筋《だいたいちょっきん》、中間広筋、外側広筋、内側広筋からなる大腿四頭筋《だいたいしとうきん》の筋力が必須です。

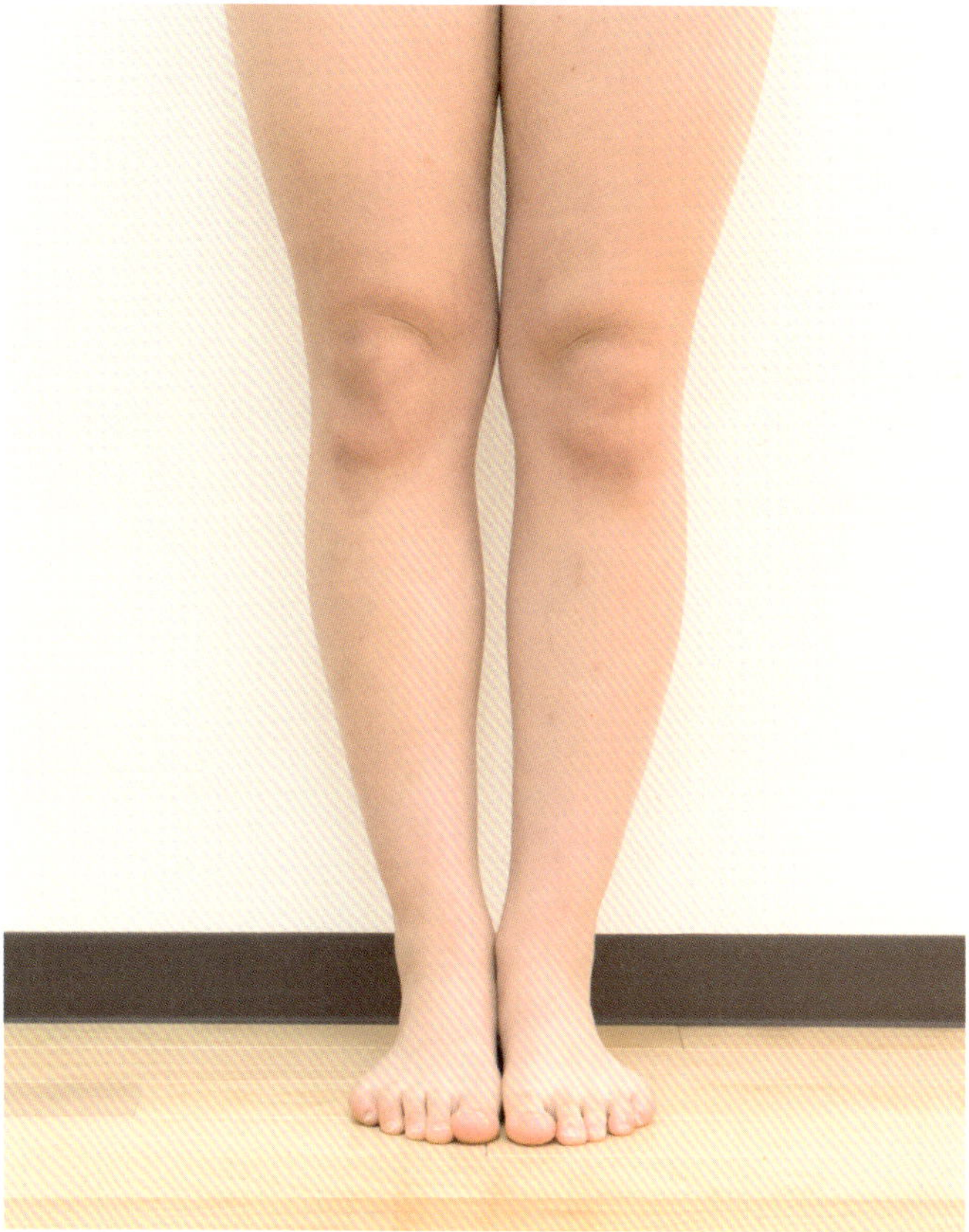

内反・外反変形のない安定した正常な膝関節

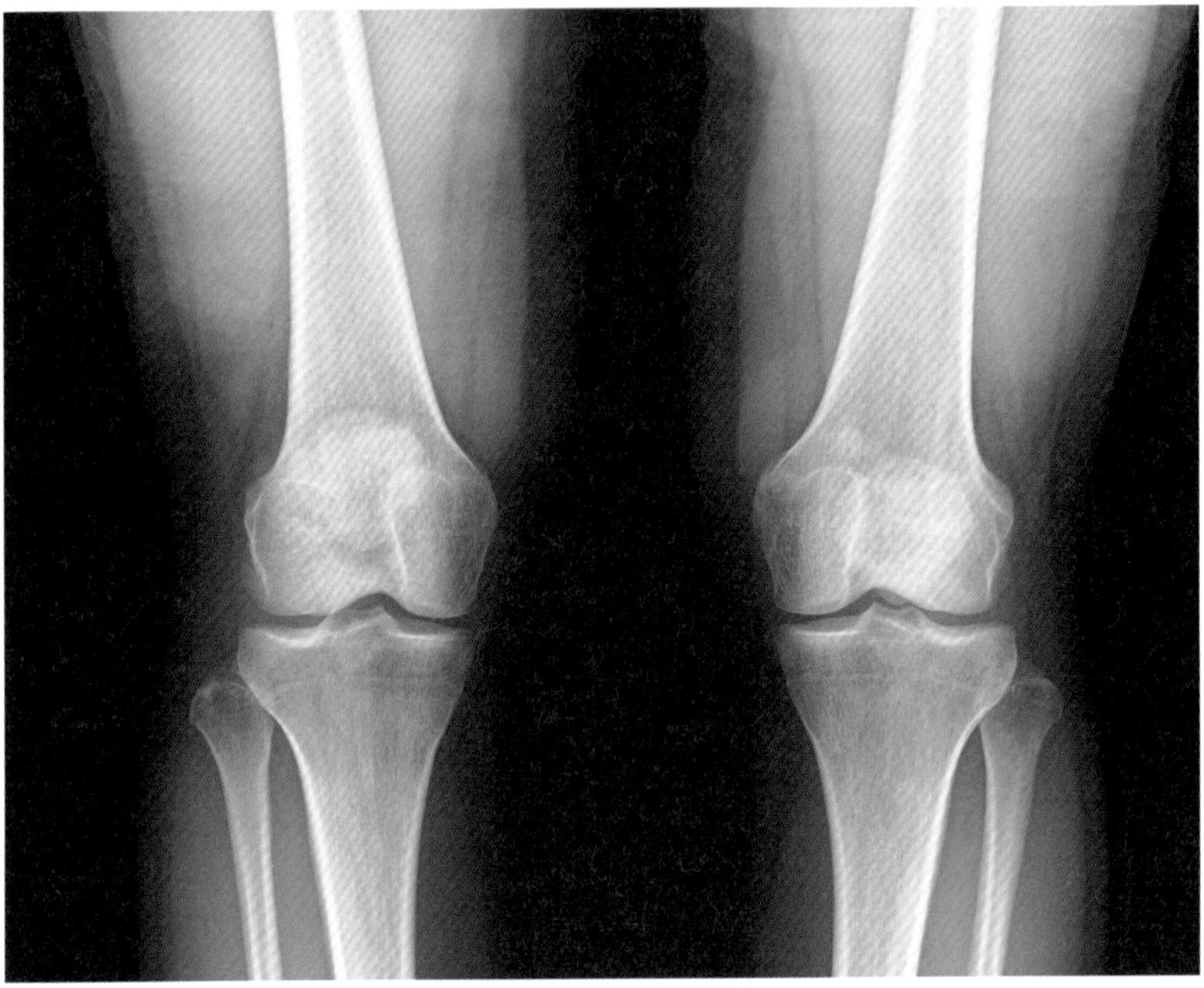

正常な女性の膝のX線画像（正面から）

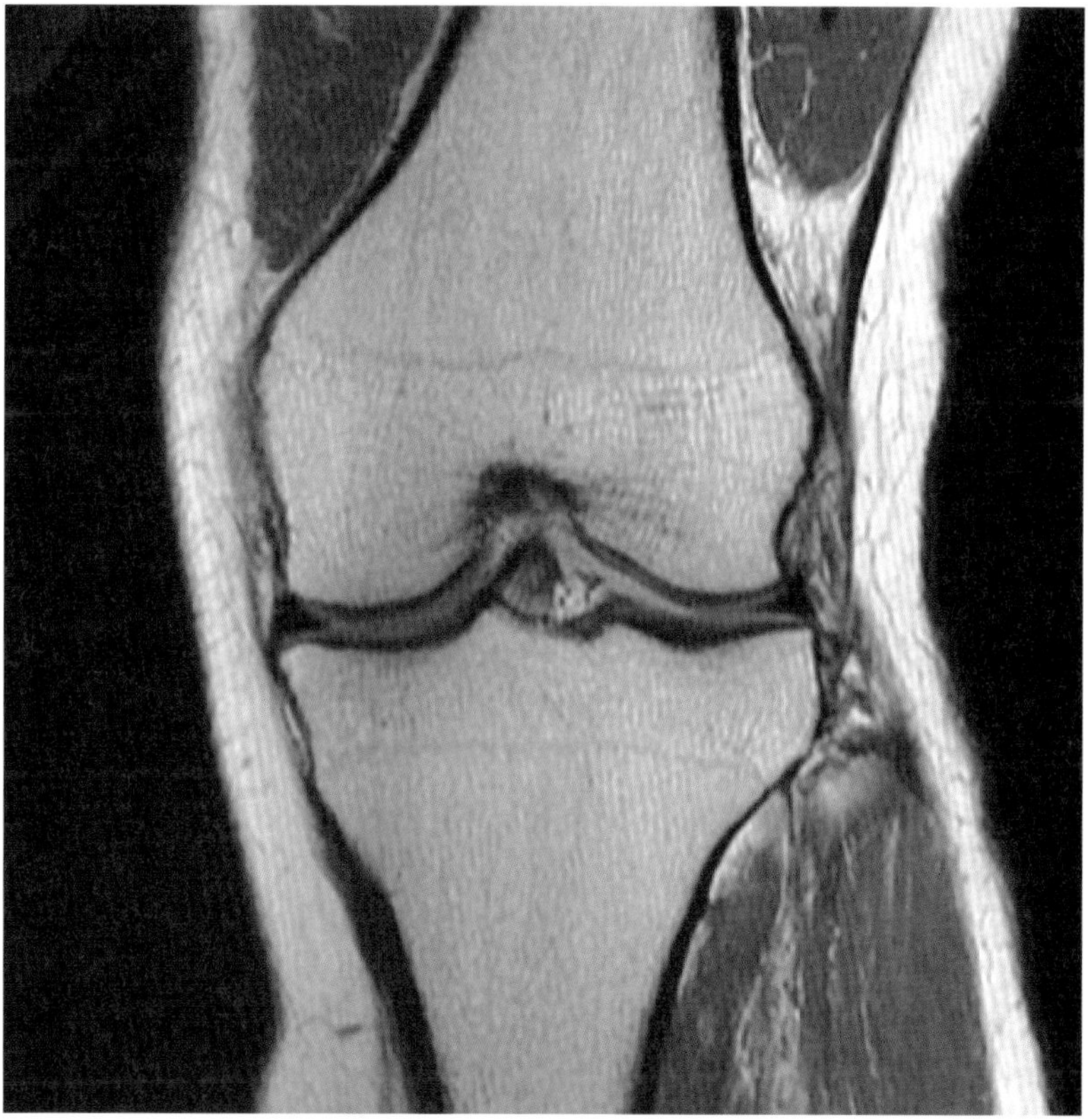

正常な女性の膝のMRI画像（正面から）
内側半月板と外側半月板がきれいに映し出されています。

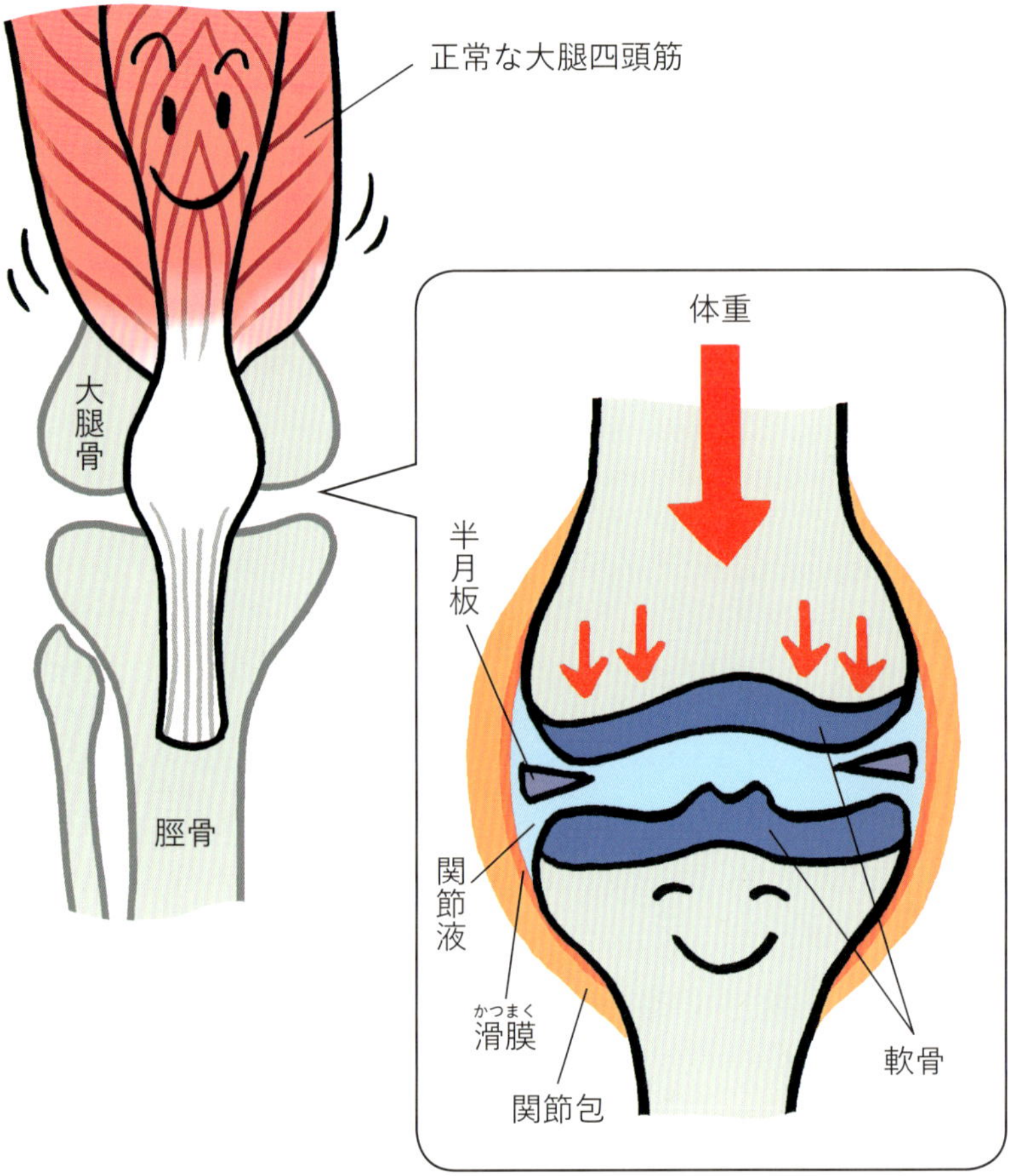

安定した膝関節（正面から）

体重は分散され、大腿骨面《だいたいこつめん》から脛骨面《けいこつめん》へ負荷されます。

不安定な膝関節（I）

大腿四頭筋《だいたいしとうきん》が衰えると、膝関節は不安定となり、内反・外反変形が生じます。

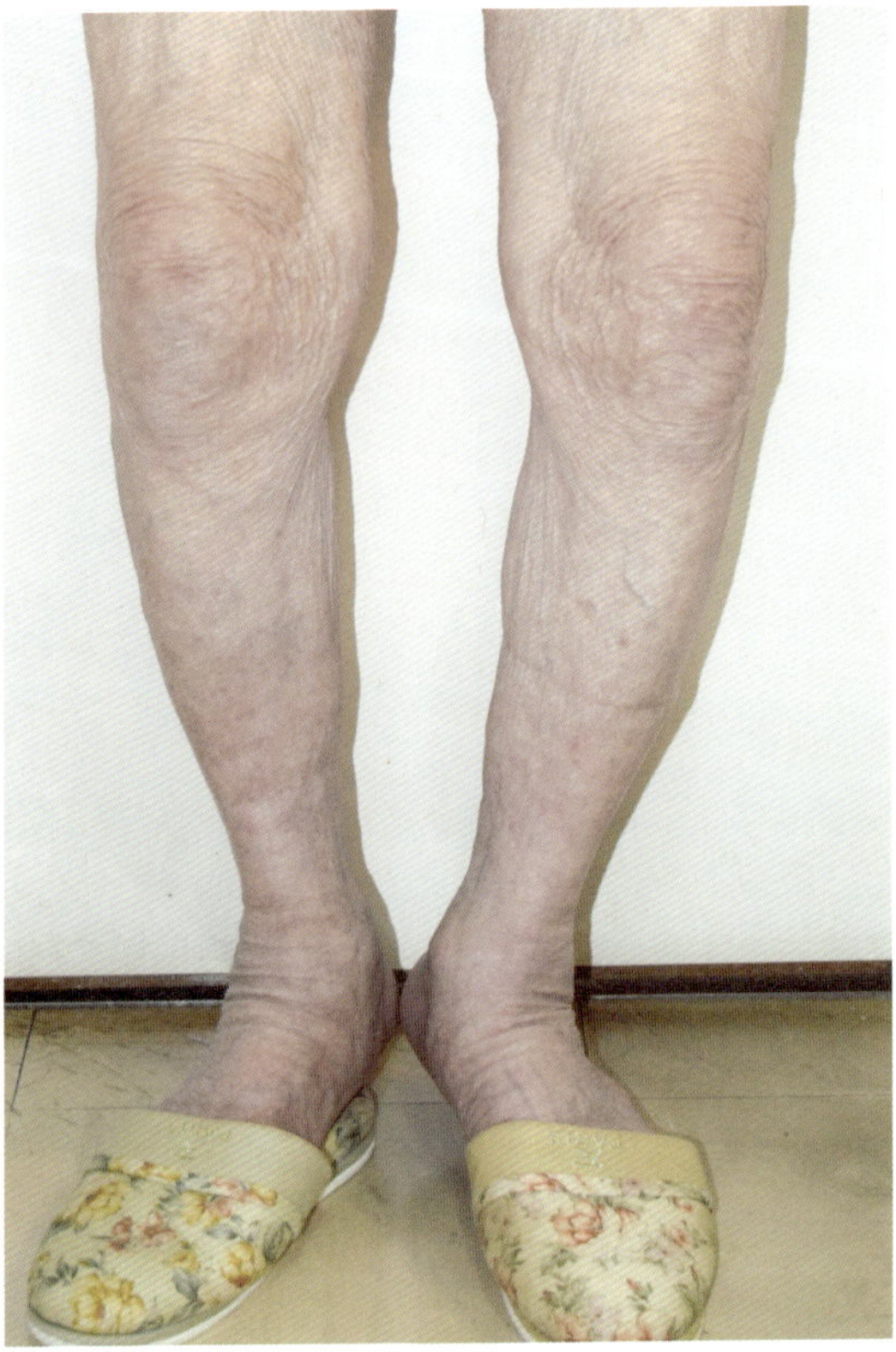

膝関節内反変形（89歳・男性）
膝痛のため、歩行困難を訴えています。

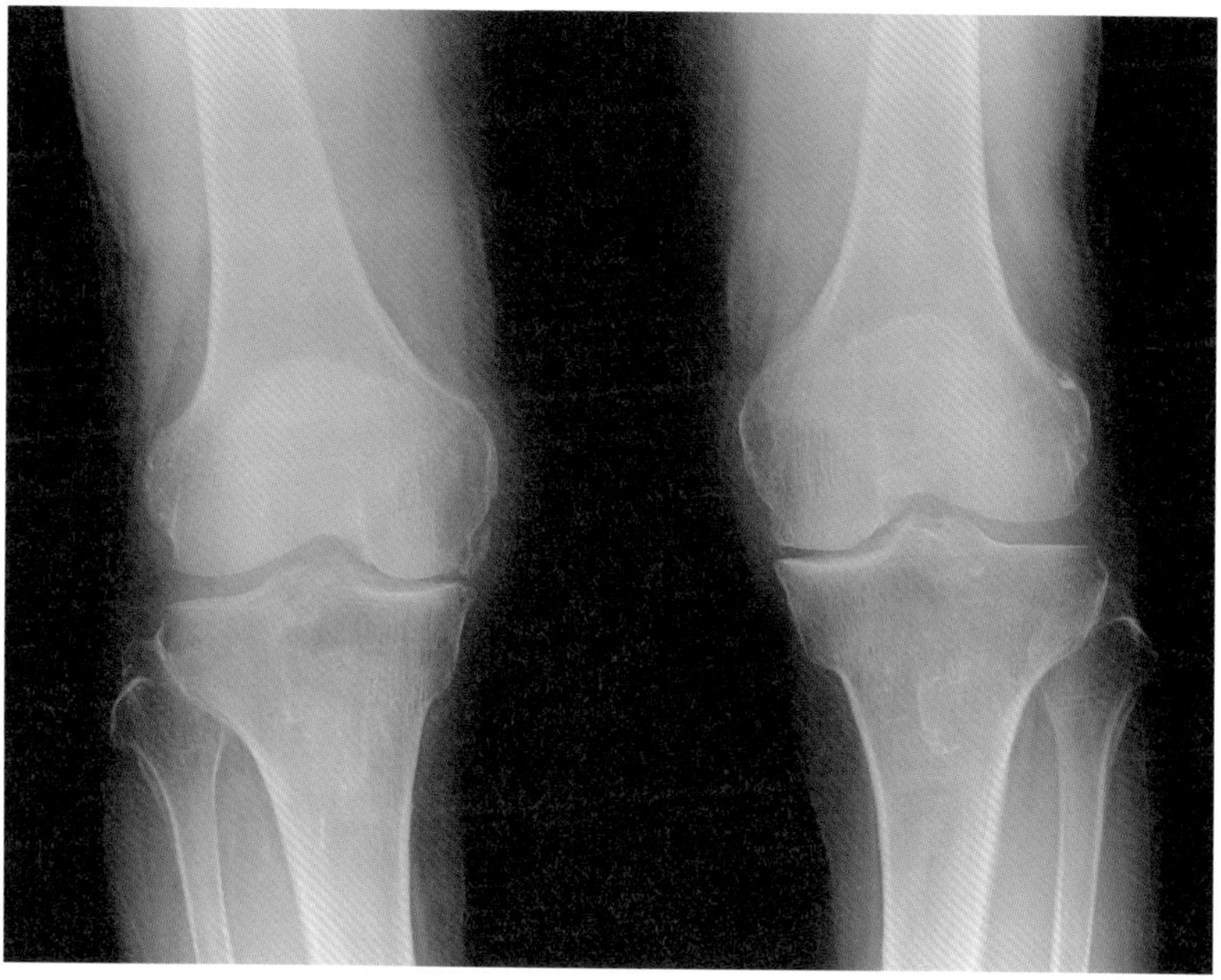

同じ男性のX線画像（正面から）
膝関節内反変形により、内側関節裂隙《れつげき》が狭小化《きょうしょうか》しています。

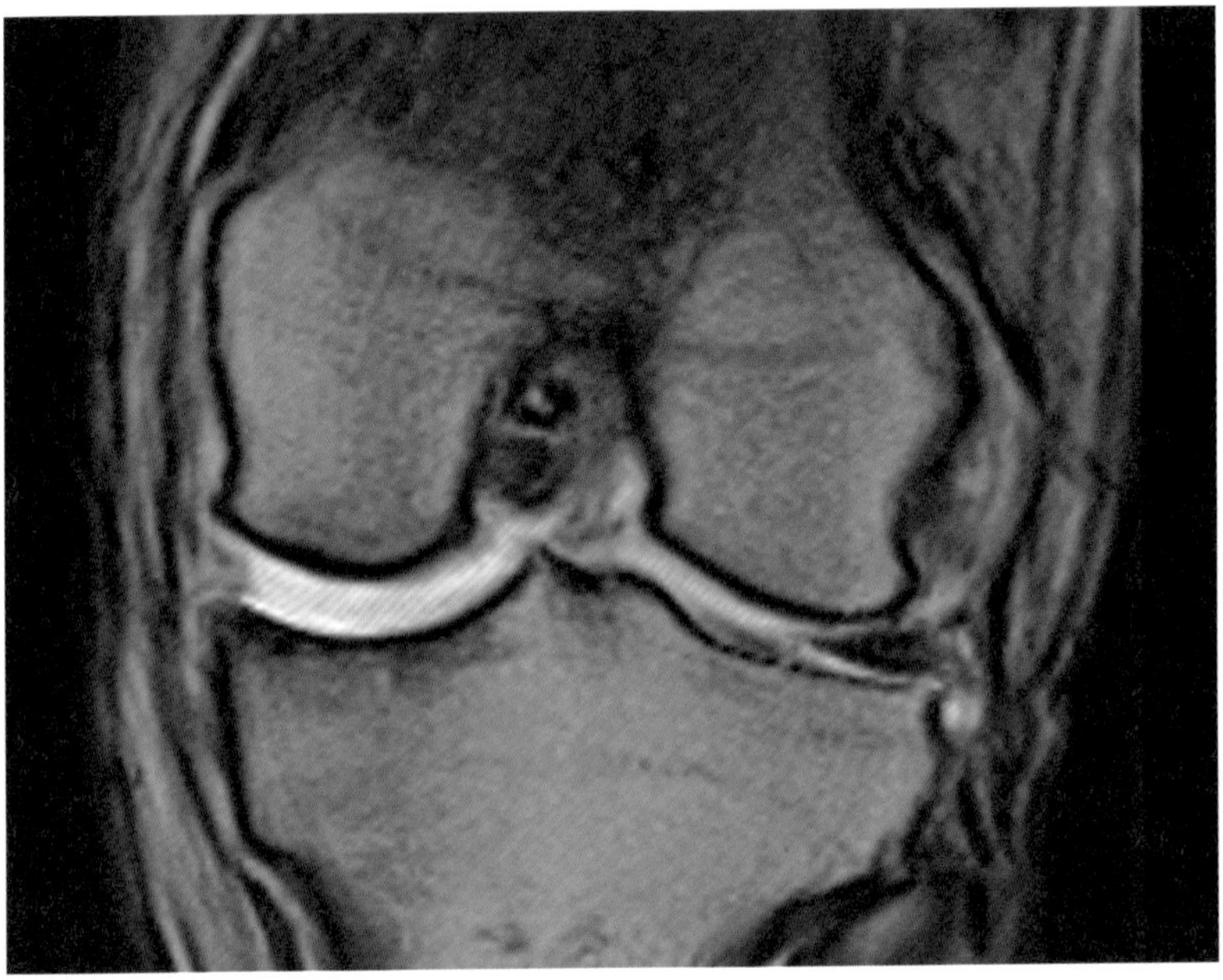

同じ男性のMRI画像（正面から）
内側半月板、関節面軟骨が消失し、関節面骨に壊死《えし》様変化と水腫《すいしゅ》が認められます。

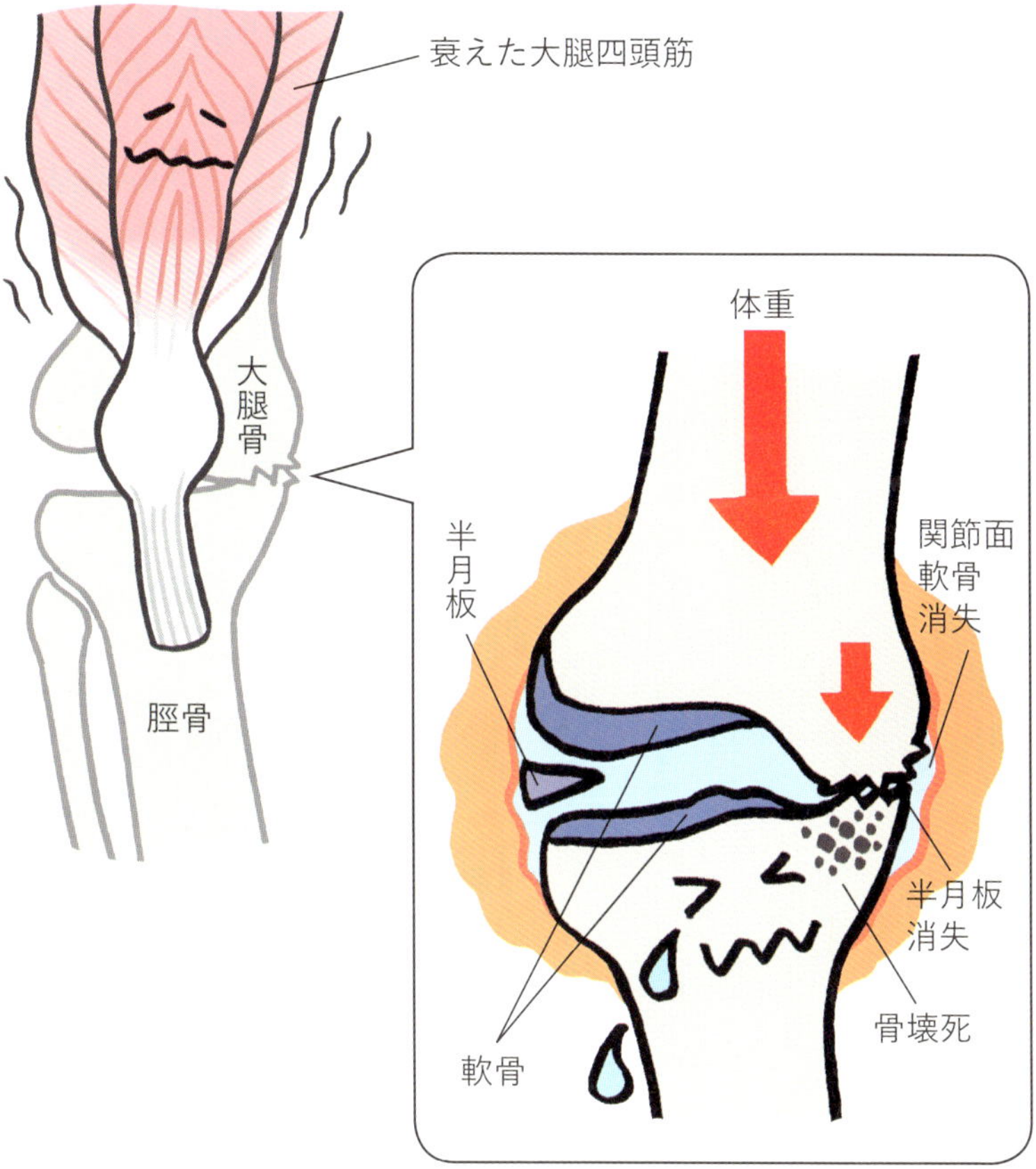

不安定な膝関節（正面から）

大腿四頭筋《だいたいしとうきん》が衰え、膝関節に内反・外反変形が起こると、大腿骨《だいたいこつ》の一点から脛骨面《けいこつめん》に体重が集中してかかり、関節面の軟骨や半月板が摩耗《まもう》・消失し、骨壊死《こつえし》が起こることもあります。痛みが生じ、炎症や水腫を発生します。

安定した膝関節（Ⅱ）

大腿四頭筋《だいたいしとうきん》によって大腿骨《だいたいこつ》と脛骨《けいこつ》の正しい位置が保たれ、起立時には膝関節を真っすぐ伸ばすことができ、体重は大腿骨から脛骨に分散して負荷されます。

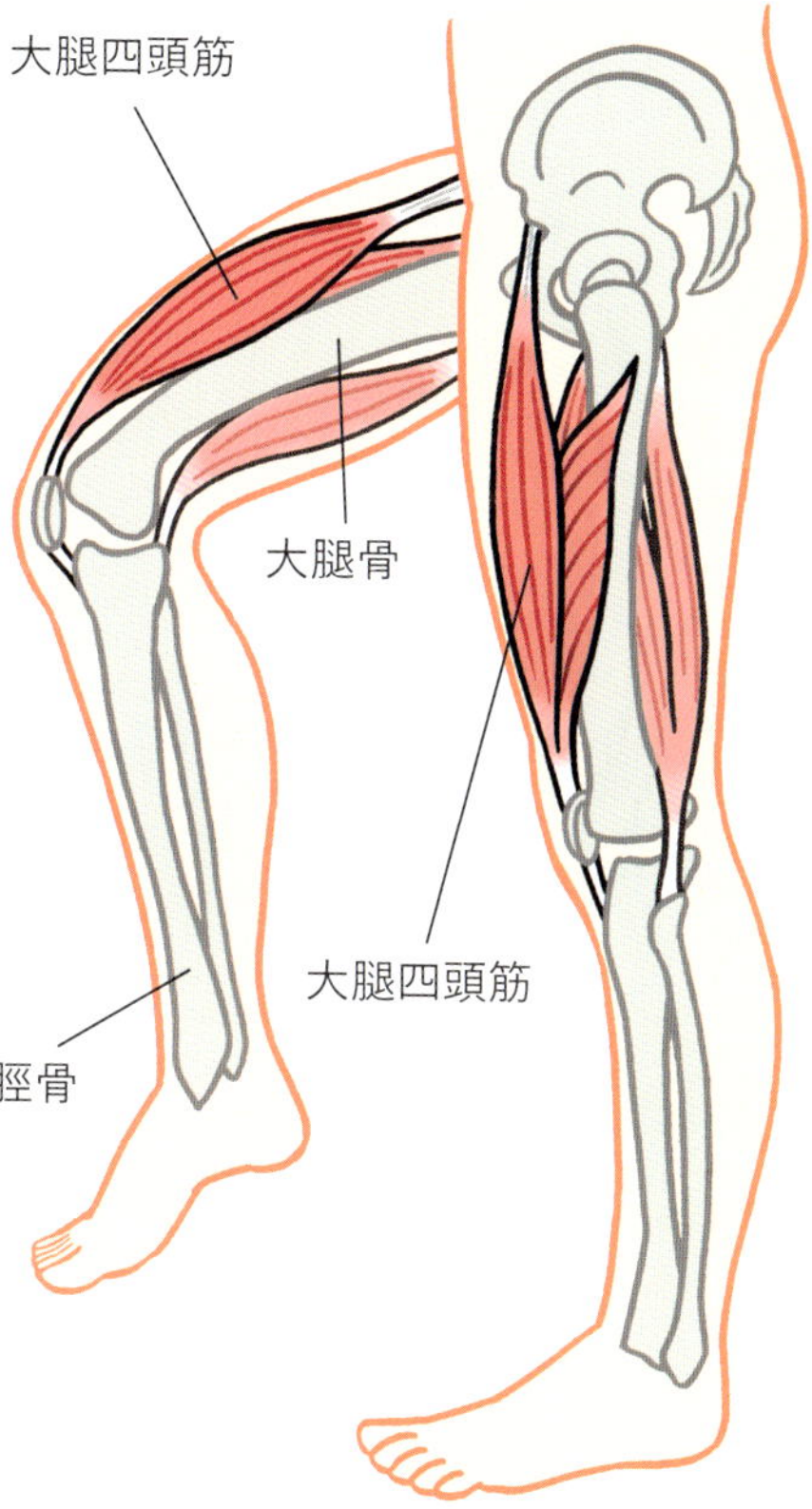

起立時の膝関節が真っすぐ伸びています。

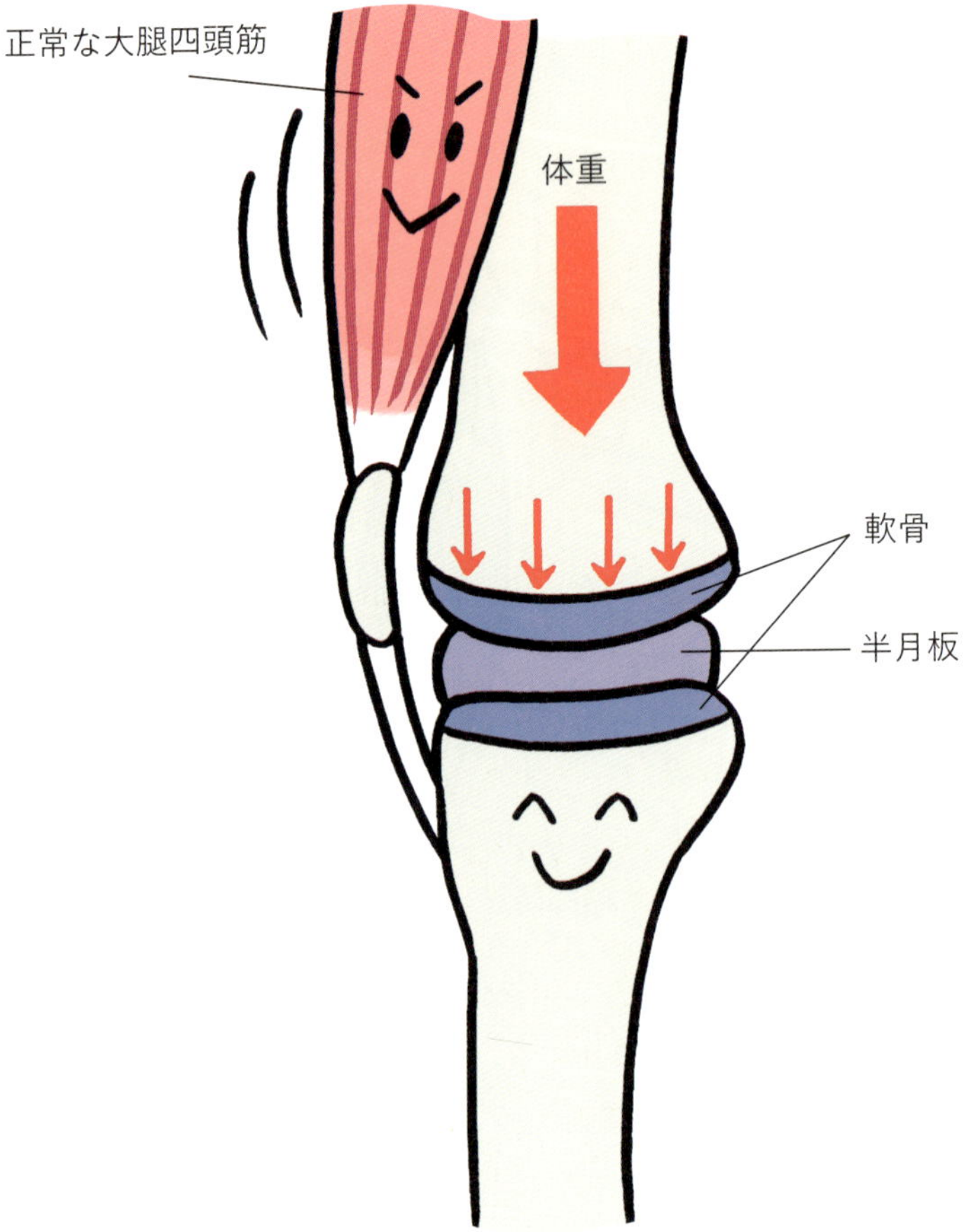

安定した膝関節（側面から）
大腿四頭筋《だいたいしとうきん》の正常な働きにより、膝関節は真っすぐに伸び、体重の負荷を大腿骨《だいたいこつ》から脛骨《けいこつ》へ分散して受けます。

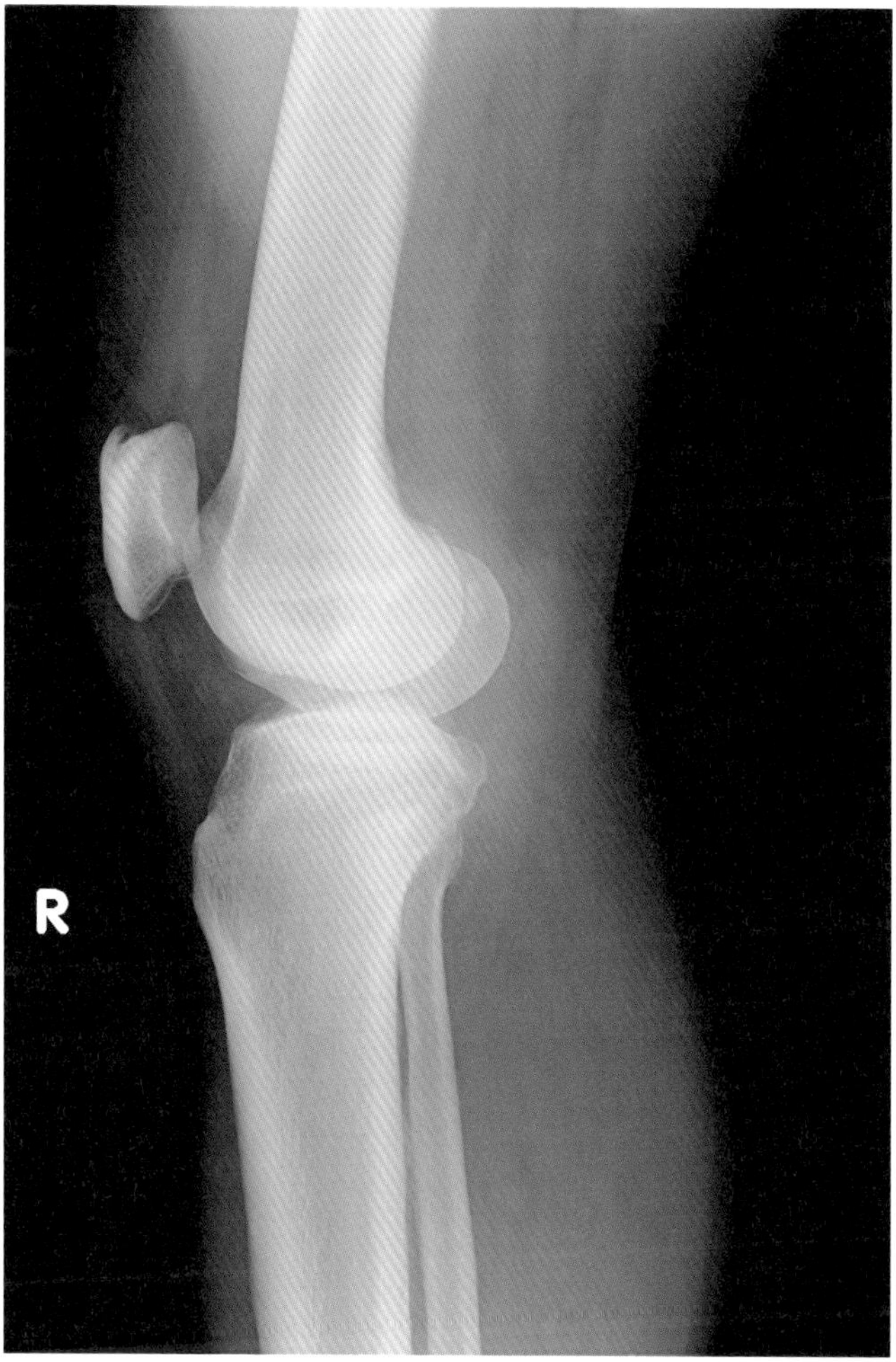

正常な男性（77歳）の膝のX線画像（側面から）

不安定な膝関節（Ⅱ）

大腿四頭筋《だいたいしとうきん》が衰えると、膝関節を真っすぐ伸ばすことが難しくなり、曲がったまま伸ばせない屈曲拘縮《くっきょくこうしゅく》を起こします。膝関節を完全に伸展できない状態で起立・歩行すると、大腿骨《だいたいこつ》の一点から脛骨面《けいこつめん》が集中的に体重負荷を受けることになり、その部位の軟骨、半月板が摩耗《まもう》し、関節は変形して炎症を起こし、痛みが発生します。

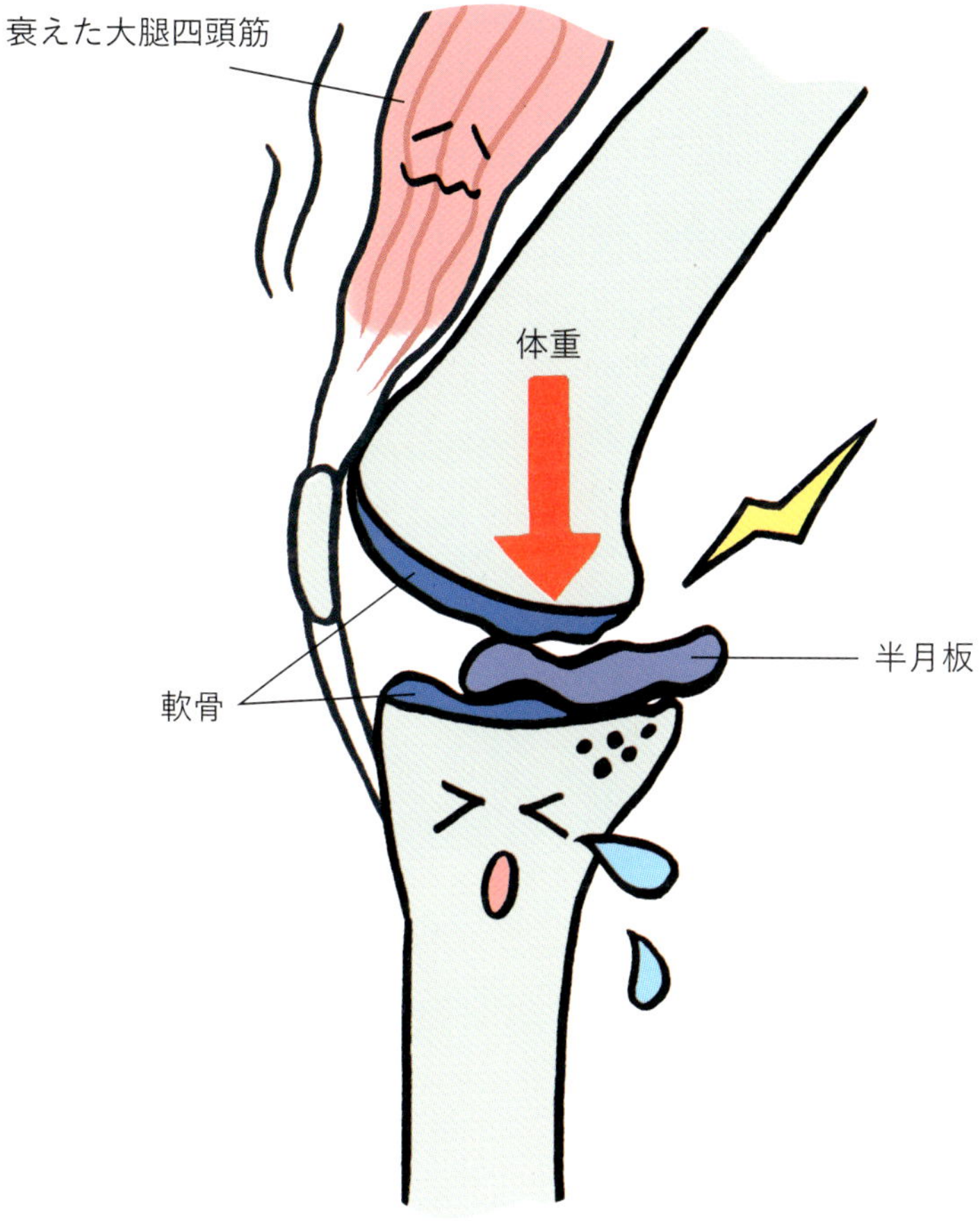

不安定な膝関節（側面から）
膝関節が曲がったままで起立・歩行しようとすると、大腿骨の一点から脛骨面が体重の負荷を受け、その部位の軟骨や半月板が摩耗します。

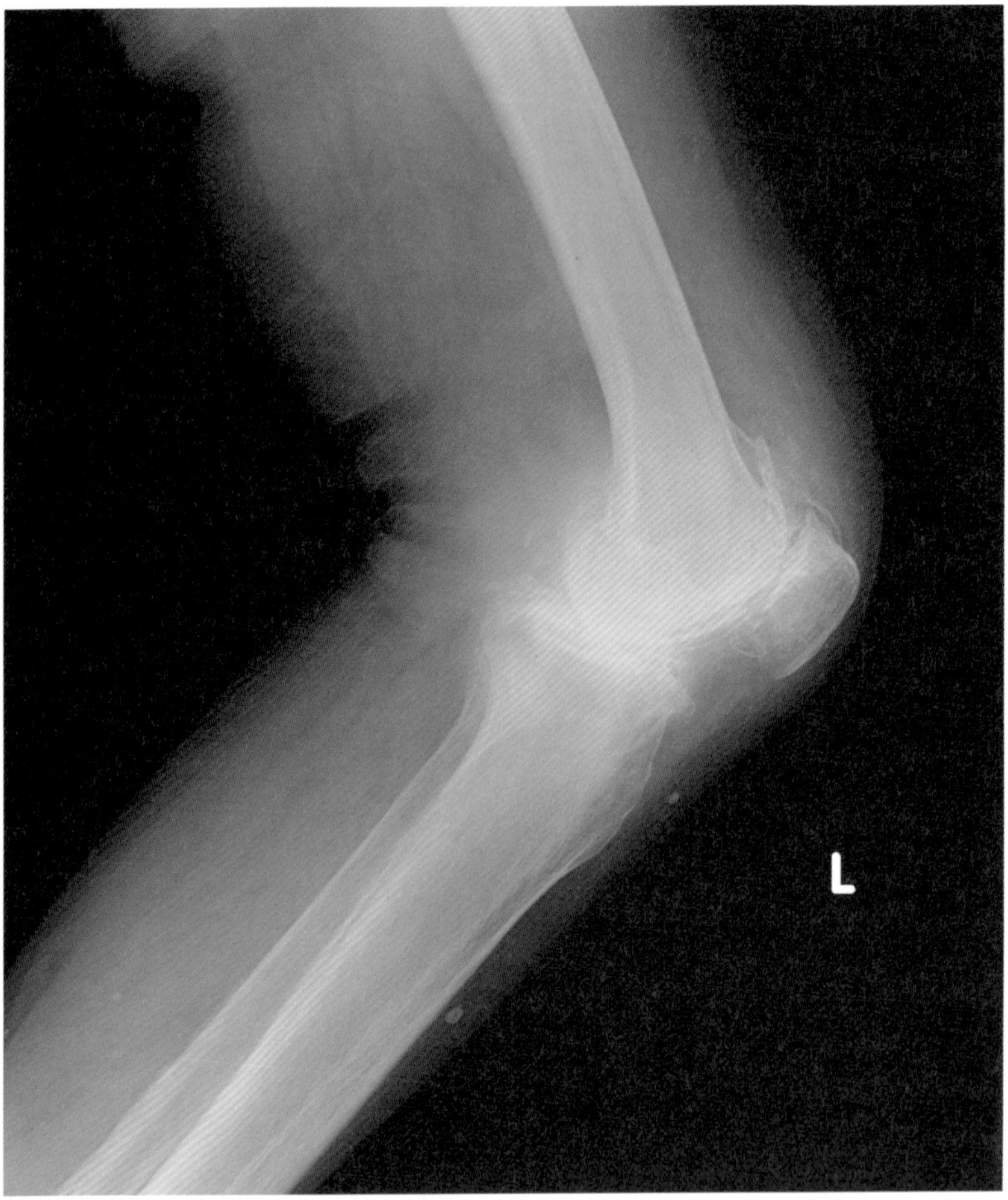

屈曲拘縮を起こした男性（89歳）の膝のX線画像（側面から）

新しん健康体操は、高齢者であっても、膝が完全に伸びない屈曲拘縮《くっきょくこうしゅく》を起こしていても、無理のない大腿四頭筋《だいたいしとうきん》収縮運動により、症状の改善を目指せます。

しかし、不安定な膝関節のまま起立・歩行したり、過度な運動を長時間続けたりすると、症状が悪化することも考えられます。決して無理をせず、毎日少しずつ頑張ってみてください。

トレーニングは正しい方法で！

・体を使わないと…………… **廃用症候群**
Disuse Syndrome

・誤った方法で体を使うと…… **誤用症候群**
Misuse Syndrome

・過度に体を使うと………… **過用症候群**
Overuse Syndrome

となり、身体の機能を失うことになります！！

五、ストレッチの効果

筋肉、靭帯《じんたい》、関節は、老化に伴って委縮します。筋肉収縮運動（筋トレ）をする前に、まず縮んだ筋肉・靭帯を伸ばして十分なストレッチを行い、細胞に酸素や栄養を補給します。そうすることで、筋トレの効果を上げることができます。

新しん健康体操を実践する場合にも、ストレッチから始めて実際の体操に移ると、より高い筋トレ効果が期待できます。

六、呼気を伴うストレッチ、筋トレ

大きく長く息を吐きながら行うストレッチや、強く短く息を吐きながら行う筋肉収縮運動（筋トレ）は、いずれも肺内の空気を出し切り、酸素に富んだ新鮮な空気を吸い込むことになります。

酸素に富んだ新鮮な空気による肺内のガス交換により、血中の酸素濃度が上昇し、豊富な酸素が脳、心臓、腎臓など、全身に送られます。呼吸運動とともに行う新しん健康体操は、筋力改善だけでなく、全身の臓器の機能改善も促します。

七、精神の統一・集中と筋肉活動

一定の肢位《しい》（関節の角度）を保持し続ける筋トレは、精神の統一と集中を要し、脳は脳内ホルモンを分泌します。その脳内ホルモンが指令となって、シナプス間隙《かんげき》に神経伝達物質が放出され、脊髄《せきずい》と末梢《まつしょう》神経、さらに筋肉に情報が伝達され、筋肉活動を発生・維持します。

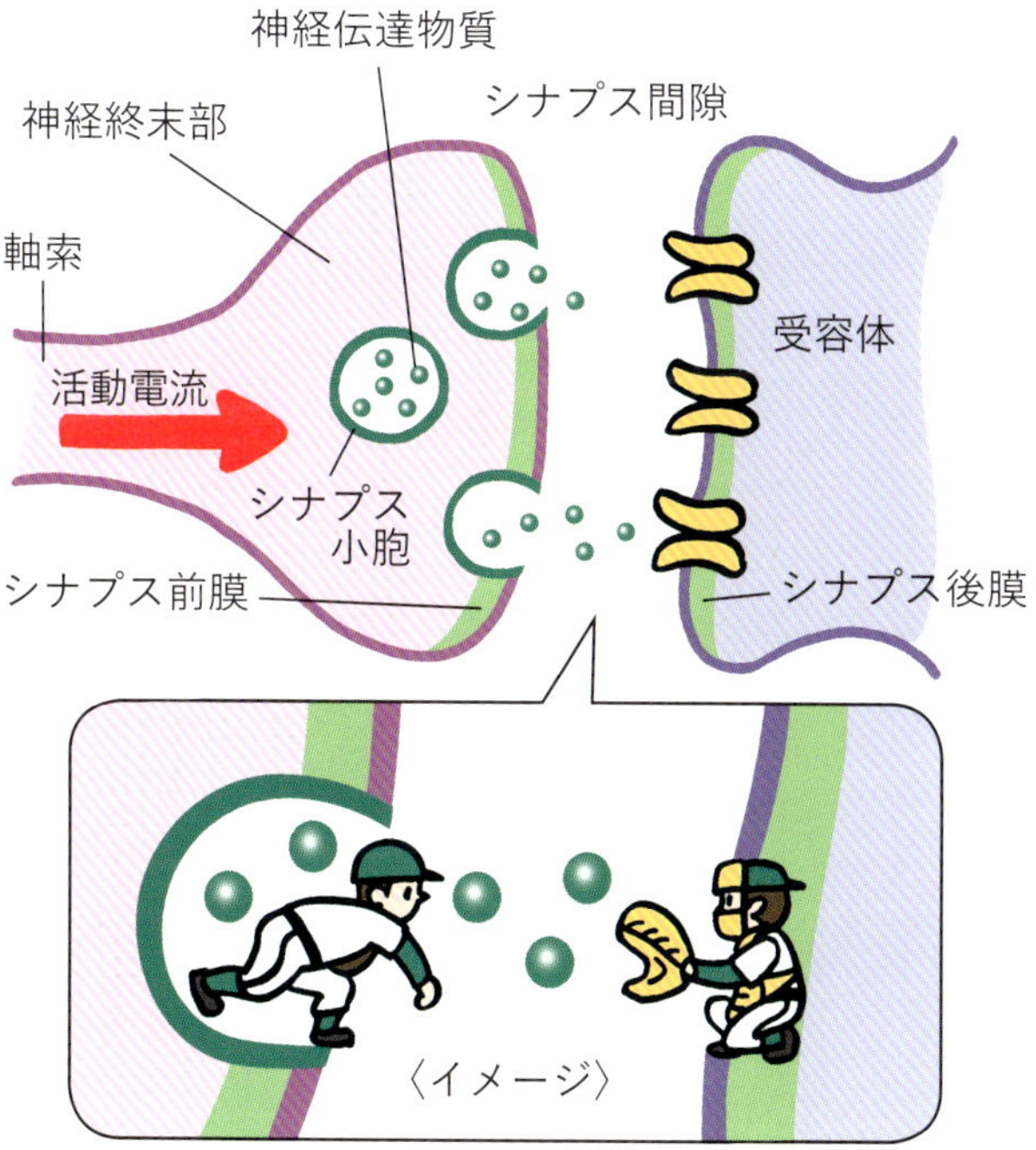

脳内の情報伝達の仕組み

脳内ホルモン、神経伝達物質として、多くの物質の存在が確認されています。脳神経外科専門医の森惟明《これあき》氏は、著書「ボケないための幸福脳のつくり方」（東京図書出版刊）の中で、やる気を起こさせる脳内ホルモン「ドーパミン」、心の平安を保つ「セロトニン」、多幸感をもたらす「エンドルフィン」、記憶力や学習力に関与する「アセチルコリン」、怒りのホルモンとも呼ばれる「ノルアドレナリン」、アミノ酸の一つで脳を活性化する「グルタミン酸」について述べ、適度な運動は脳の記憶領域を拡充し、認知症の進行を遅らせる可能性があると書いています。

また、人とのコミュニケーションは、新しいことを記憶したり、古い記憶を海馬《かいば》から引っ張り出したりする前頭葉を活性化するとも述べています。

ただ単に、筋肉運動を行うのではなく、強い意志、強い脳の働きに基づく筋肉運動は、筋トレの効果だけでなく、脳をはじめ、体全体の臓器にも良い効果をもたらします。

さらに、骨格筋量の増加を積極的に目指すには、一回に対応できる最大重量の80％以上の重量抵抗を与える筋トレを、十分な期間と頻度で継続することが必要とされています。

病院やリハビリテーション施設で行う「パワーリハビリテーション」では、骨格筋量の増加を積極的に目指す筋力トレーニングが可能です。

八、無の境地、瞑想

精神を統一、集中して新しん健康体操を行った後、無の境地、瞑想《めいそう》の時を持つことで、脳、神経、筋肉などを休めます。副交感神経優位のもとに、これらの細胞に栄養・酸素を送り、各組織細胞を再生賦活《ふかつ》するのみならず、新しい意欲・活力、生きる構想力を生むことにつながります。

副交感神経は、交感神経とともに自律神経を構成する末梢《まっしょう》神経で、脳および脊髄《せきずい》の仙髄《せんずい》から出ています。副交感神経から分泌されるアセチルコリンは、認知症の予防・改善の作用があるといわれています。

自律神経のイメージ

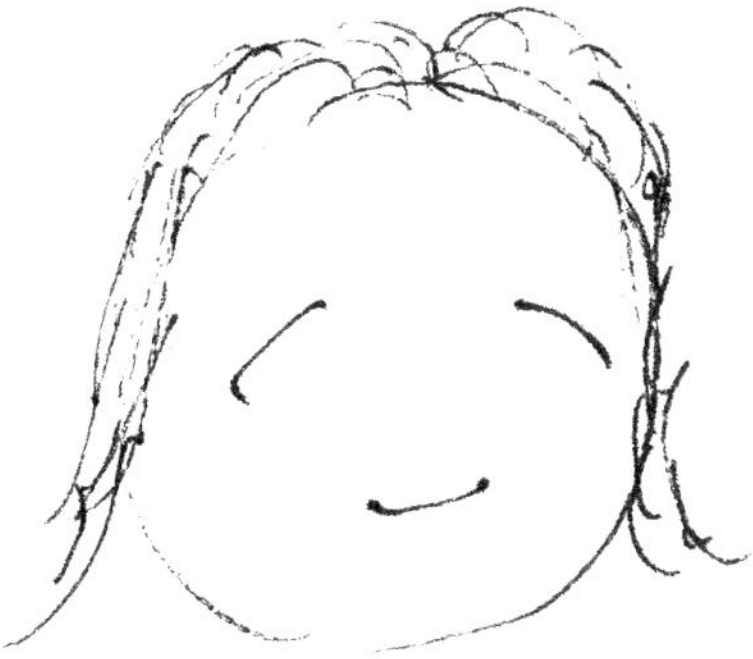

副交感神経

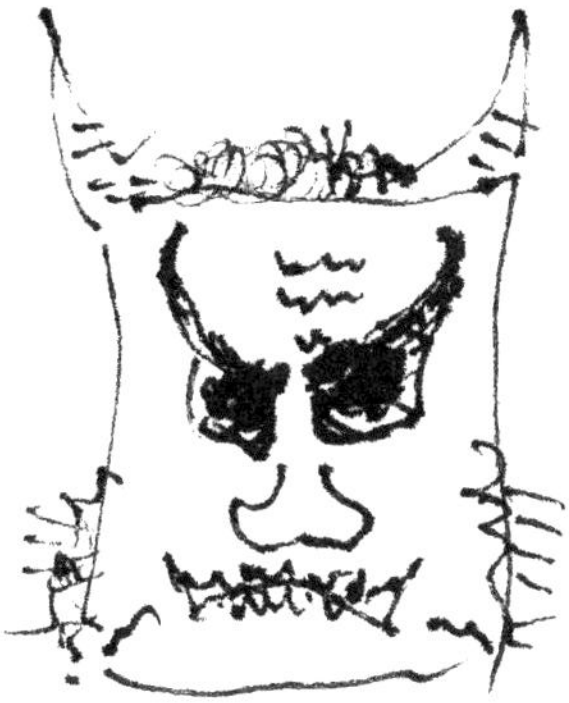

交感神経

（イラスト／西山剛史）

脳の延髄《えんずい》から出る最大の副交感神経は迷走神経と名付けられ、食道、心臓、気管支、肺、胃、肝臓、膵《すい》臓、腎臓、脾《ひ》臓、小腸、大腸に分布します。

仙髄《せんずい》から出た副交感神経は、直腸、膀胱《ぼうこう》、生殖器に分布します。

副交感神経の働きにより、心臓の活動は抑制され、消化器系、泌尿器系の活動は促進され、身体組織細胞を再生・活性化するために適した状態がつくられます。

そして、認知症の予防・改善にもなるといわれています。

九、水分補給

筋肉は体の中で最も多くの水分を含んだ臓器です。筋トレで筋肉内の水分が排出された後、新しい水分の補給が必要です。

筋トレで発汗した後の水分補給により、新鮮な水分を含んだ血液が、脳、心臓、肺、肝臓、腎臓など全身の血液循環を良くし、酸素・栄養素の補給を促進します。

水分補給のイメージ

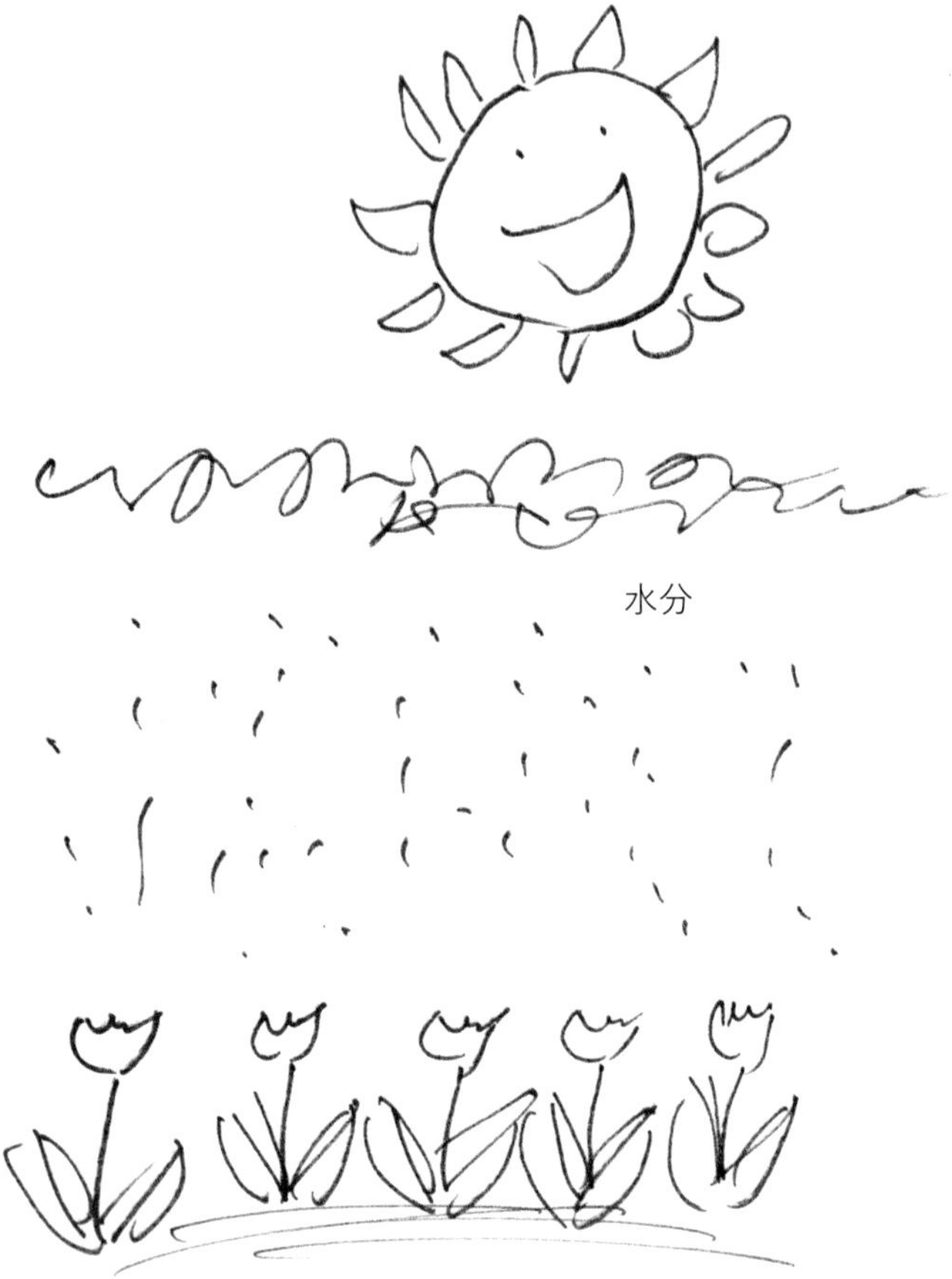

（イラスト／西山剛史）

十、十分な休息

新しん健康体操の後は、十分な休息の時間を取りましょう。

年齢が進むにつれ、若いときよりも動脈内腔《ないくう》が狭まり、血流は減少しています。筋肉、神経を使った後は　動脈血が運んでくる酸素、栄養素によって疲労を回復するために、十分な時間を要します。

筋肉をはじめ、各臓器の活性化のためには、適切な運動と休息が必要です。

動脈内腔の加齢による変化

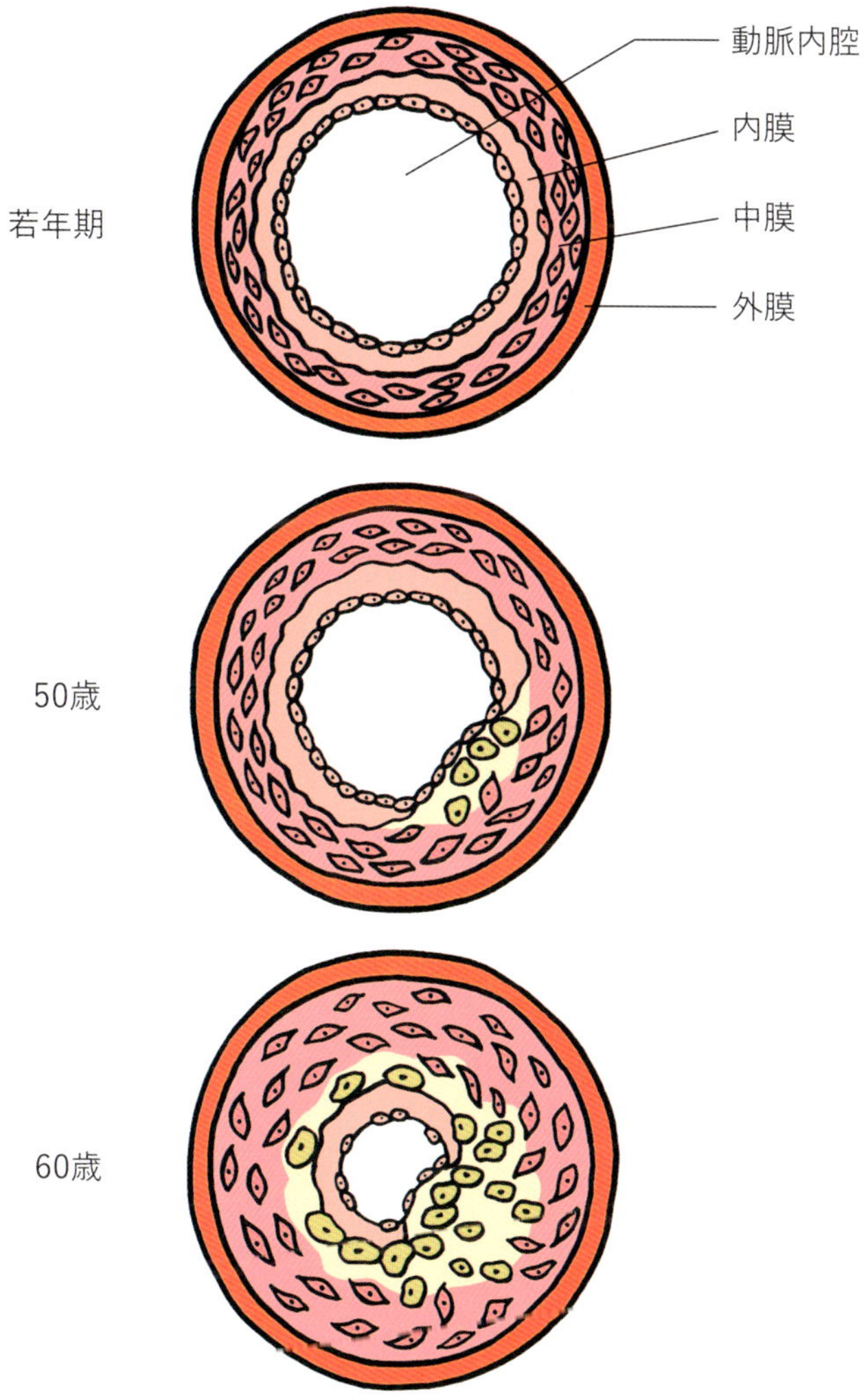

加齢により動脈内腔が狭くなり、血流が減少します。

十一、笑いの効果

「笑う門に福来る」とも言います。新しん健康体操にも笑いを取り入れていますが、楽しい笑いの効果について、リウマチ専門医の吉野槇一氏は、血液中の神経系物質、内分泌系物質、免疫系物質が笑いの前後で変化した実験結果を著書「脳内リセット！ 笑って泣いて健康術」（平凡社新書刊）の中で報告しています。

「楽しい笑いの実験」検査物質

系	検査物質	
神経系物質	β-エンドルフィン	疼痛を和らげ、爽快感、感情の高揚などに関係する
	メチオニン・エンケファリン	
	サブスタンスP	痛みを増し、不快感などに関係する
	アドレナリン	過度のストレッサーを受けたとき、多量に分泌。自律神経を緊張状態にする
	ノルアドレナリン	
	ドーパミン	
内分泌系物質	副腎皮質刺激ホルモン放出ホルモン(CRH)	ストレッサーに反応し、分泌される
	副腎皮質刺激ホルモン(ACTH)	
	コルチゾール	ストレッサーを受けると、それを弱めるために分泌。精神的ストレス刺激の程度を示す
免疫系物質	CD4/CD8比	免疫反応が高まっているか否かを測る指標
	インターロイキン-6	炎症を憎悪させ、ナチュラルキラー細胞の活性を鈍らせる
	インターフェロン-γ	関節リウマチの免疫反応に関与している

出典：吉野槇一著「脳内リセット！ 笑って泣いて健康術」

吉野氏は、楽しい笑いの後、気分が良くなり、関節リウマチ群がストレッサー（ストレスの原因となる刺激）を感じなくなっていると推測し、実験の結果、炎症を悪化させる物質の一つであるインターロイキン－6が著しく減少したと発表しています。楽しい笑いには、関節リウマチの炎症を抑える効果もあったのです。

新しん健康体操の最後に、みんなで大笑いすることは、身体にさまざまな良い影響を与えてくれるはずです。

みんなで大笑い

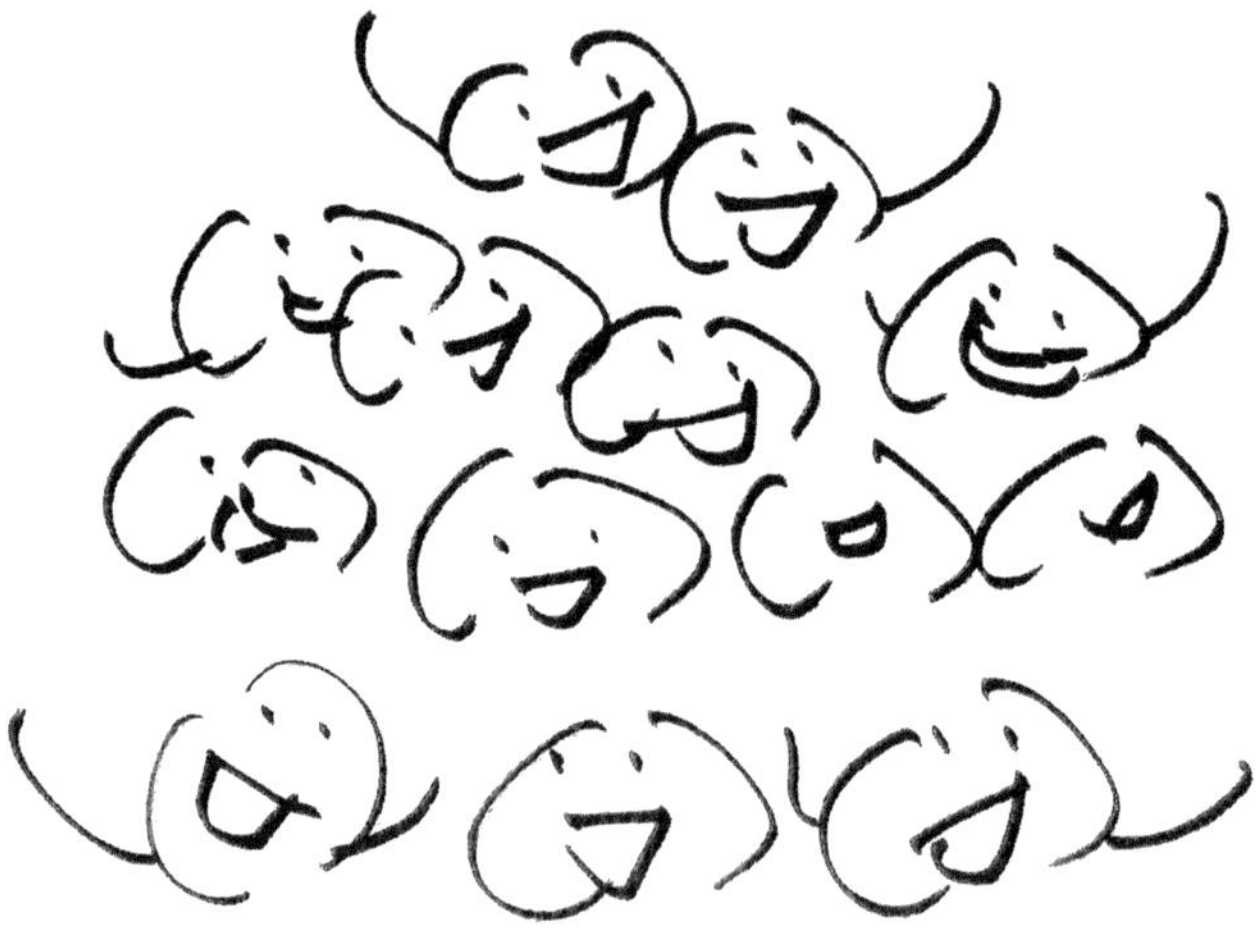

楽しいコミュニティづくり

（イラスト／西山剛史）

おわりに

超高齢社会が進むわが国で、健康寿命を延ばすことが重要な課題となり、国の介護保険財政上からも介護予防を求められる事態となりました。

要介護認定を受けた人のなかで、脚・腰が衰え、自立した生活ができなくなるロコモティブ・シンドロームの高齢者が急増しています。

このような状況のなか、整形外科医、リハビリテーション医としての努力に限界を感じていたころ、私はクルーズ客船でヨガとジムナスティックを体験する機会を得ました。ヨガやジムナスティックは、科学的・実証的に組み立てられた近代医学、リハビリテーションとは別次元のものですが、何千年もの歴史を持ち、人類の知恵や経験の集積でもあります。これらをリハビリテーション医学に取り入れた新しん健康体操を体系づけるべき時が来たと確信しました。

本書が、進行する超高齢社会における地域包括ケアシステムのなかで、主題である健康寿命の延伸、介護予防に中核的な役割を果たすことができれば、これほどうれしいことはありません。

ただし、新しん健康体操を行ってもロコモティブ・シンドロームが改善しない場合には、必ず医療機関を受診し、必要な検査のもと、薬剤療法、手術についても検討していただくようお願いいたします。

最後になりましたが、本著を出版するにあたり、お世話になりました吉備人出版の山川隆之氏、医療法人賀新会の松尾亮氏をはじめとする諸氏のご協力に感謝いたします。

平成三十年五月吉日

整形外科医、リハビリテーション医

医学博士　西山　剛史

参考文献

「脳内リセット！　笑って泣いて健康術」　吉野槇一　著　平凡社新書　刊
「ボケないための幸福脳のつくり方」　森惟明　著　東京図書出版　刊
「認知症がぐんぐん改善する！　８つの法則」　森惟明ほか監修　日東書院本社　刊
「朝イチのヨガ」　アニール・K・セティ、秀子・セティ　著　保健同人社　刊
「グランド解剖学図譜」James E. Anderson 編著　医学書院　刊

著者紹介

西山　剛史
Tsuyoshi Nishiyama

整形外科医・リハビリテーション医・麻酔科標榜医・医学博士
1940年　岡山県生まれ
1965年　日本医科大学卒業
1966年　岡山大学医学部附属病院にてインターン終了。岡山大学医学部整形外科学教室入局。
　　　　岡山大学医学部麻酔科蘇生科学教室にて研修。ECFMG試験合格
1973年　玉島第一病院開設　院長
1975年　医療法人賀新会理事長
1980年　社会福祉法人うずき会理事長
1981年　特別養護老人ホームうずき荘開設
1989年　介護老人保健施設ニューエルダーセンター開設。管理者
1999年~2004年　岡山県老人保健施設協会会長
2017年　プライムホスピタル玉島　名誉院長

編集：江原紀子
イラストレーション：銀杏早苗
写真：臼杵和弘
編集デザイン：守安涼（吉備人）

【ＤＶＤ制作スタッフ】
プロデューサー：入江賢
ディレクター：川原洋昭
カメラ：藤本茂男
照明：太田哲哉
ナレーション：渡辺明子
ミキサー：塚村俊孝

新しん健康体操　**健康寿命がのびる体づくり**
「近代医学・リハビリテーション」に「ヨガ」「ジムナスティック」をとり入れて

2018年6月1日　発行

著 者　西山剛史

発 行　吉備人出版
〒700-0823 岡山市北区丸の内2丁目11-22
電話 086-235-3456
ファクス 086-234-3210
WEBサイト http://www.kibito.co.jp
Eメール books@kibito.co.jp

印 刷　株式会社三門印刷所

製 本　日宝綜合製本株式会社

ISBN978-4-86069-551-4　C0047